補綴後の
メインテナンス

― 患者さんと歯科医師のために ―

編著 ● 石上友彦・加藤　均・吉田惠一
著　 ● 鈴木哲也・高橋英登・萩原芳幸

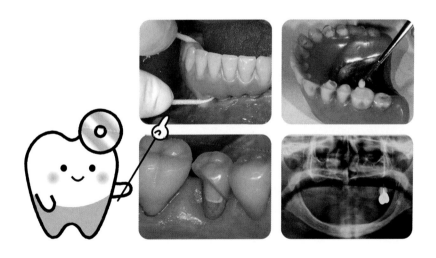

一般財団法人　口腔保健協会

序　文

　近年の歯科治療はさまざまな術式や材料の開発により，多様な補綴装置が混在する症例も多く，骨支持のインプラント，歯冠補綴を含めた歯根膜支持の天然歯さらに粘膜支持の可撤性義歯の3者が一口腔内に混在しながら機能している症例もあります．いずれにしろ，このように咬合負担能力の異なる要素を一口腔内でバランスよく機能させるには支持組織の負担能力を知り，歯科材料の性状を知り，そして経時的な口腔内の変化に対応するメインテナンスを行うことが不可欠です．

　補綴治療の範疇には欠損修復，咬合回復，口腔機能回復は当然であり，審美補綴，インプラント補綴，歯周補綴，顎顔面補綴，磁気補綴……処置後の補綴の名称でもわかるように統合的に総括される治療です．さらに，補綴治療は患者さんの経済的問題，社会的背景，要求度，心身的問題等が複雑に絡み合う日常の診療に最も多く関与しています．ほとんどの開業医が標榜している一般歯科の最終処置は補綴治療が主軸です．自分が行った補綴治療の良好な長期予後を求めるためには，補綴治療終了時の咬合状態をメインテナンス時ごとに確認すると共に，可撤式義歯であれば，その適合を確認し，残存歯の状態や口腔清掃状態を患者さんに認識させることも大切です．そして，不十分な項目は早期に対処する必要があります．しかし，口腔内の変化に伴う対処は多種多様で，積極的な再製作もよいかもしれませんが，患者さんの状態によっては修繕を繰り返し，リスクを回避しながらメインテナンスを行うことも少なくありません．

　主治医として，歯科医療に携わるには経年的な患者さんの変化に対応する治療を行う必要があり，背景を考慮した対処が生活環境の良し悪しを大きく左右することになると思います．どのような治療を行うにしても種々のバランスを考えた対応を選択することと責任をもって術後の管理を行うことが必要不可欠です．術後管理として補綴装置の適合，咬合の安定，歯周管理等を定期的に検診し，対処することは患者さんにとっても治療した歯科医師にとっても心身的な負担の少ない，診療の喜びにつながると思います．

　今回は，臨床経験が豊富で患者さんの信頼が厚い先生方のメインテナンスのさまざまな手技と対処の方法を紹介していただき，患者さんと歯科医師が長く付き合いながら共に元気になれる参考書になることを祈念して編集させていただきました．

2016年4月

編著　石上友彦
　　　加藤　均
　　　吉田惠一

CONTENTS
目 次

第1章 クラウン装着後のメインテナンス

1. メインテナンスを考える前に …………………………………………………… *1*
　1) 永久補綴　*1*
　2) 2通りの考え方　*1*
　3) 3つのステージ　*2*
　　　第1ステージ／第2ステージ／第3ステージ
　4) メインテナンスでは　*4*

2. 基本的なメインテナンスの手順（チェック項目） …………………………… *6*
　1) 歯周疾患　*6*
　2) う蝕　*8*
　3) 咬合　*10*
　4) 対合歯，補綴物装着歯（支台歯）　*12*
　5) 頬粘膜と舌　*14*

3. トラブルへの対応 ……………………………………………………………… *14*
　1) 清掃不良のとき　*14*
　2) 二次う蝕への対応　*16*
　3) 歯頸部マージンが露出したとき　*18*
　4) 根尖病巣が出現したとき　*22*
　5) 咬合の不調和が生じたとき　*22*
　6) 動揺が生じたとき　*24*
　7) 食片圧入が生じているとき　*26*
　8) 前装冠装着歯の歯肉が黒くなったとき　*27*
　9) 歯冠色材料の破損　*28*
　　　リペアという方法／リペアの本質／リペアに必要な材料

4. ブリッジや連結冠のトラブル ……………………………………………………… 34

    1）支台歯のうち 1 歯のみの抜歯が必要になったとき　*34*
        ブリッジ／連結冠
    2）支台歯のうち 1 歯のみ冠が脱離（剥離）したとき　*34*
    3）不定愁訴　*36*

第 2 章　部分床義歯のメインテナンス

1. はじめに ……………………………………………………………………………… 39

2. 基本的なメインテナンス …………………………………………………………… 40

    1）口腔内軟組織　*40*
    2）残存歯の歯周組織　*40*
        ブラッシングの確認／スケーリング／機械的歯面清掃
    3）残存歯の状態　*42*
    4）義歯の適合　*42*
    5）咬合の確認　*44*
    6）義歯の確認　*44*

3. トラブルへの対応 …………………………………………………………………… 46

    1）口腔内と義歯の清掃が悪いとき　*46*
    2）支台歯が動揺しているとき　*46*
        咬合が原因と思われる場合／義歯が原因と思われる場合／歯周病が原因と思われる場合
    3）前処置をした支台歯がカリエスに罹患していたとき　*50*
    4）食物が咬み切れないとき　*54*
    5）義歯ががたつくとき　*54*
        義歯粘膜面の適合が悪い場合／咬合による場合
    6）義歯の維持が弱くなってきたとき　*56*
    7）義歯が破折していたとき　*58*
        破折面が確実に復位するとき（技工室で修理する場合）
        破折面が確実に復位するとき（チェアーサイドで修理する場合）
        破折面が復位しないとき

8）クラスプの修理や追加が必要なとき　*62*

　　　間接法で修理する場合／直接法で修理する場合／クラスプの審美性を求められた場合

　9）既製のアタッチメントの修理　*66*

　10）増歯が必要なとき　*68*

4. おわりに ……………………………………………………………………………… *68*

第3章　総義歯装着後のメインテナンス

1. 基本的なメインテナンス ……………………………………………………… *71*

　1）メインテナンスの流れ　*72*

　2）口腔内の観察　*72*

　3）義歯のチェック　*76*

　4）適合のチェック　*76*

　　　シリコーン系適合試験材の使用法／クリームタイプの適合試験材の使用法

　5）咬合のチェック　*84*

　　　事前の観察／下顎位のチェック（下顎位の誘導）／咬合接触関係のチェック／

　　　その他の咬合検査方法

2. トラブルへの対応 ……………………………………………………………… *92*

　1）咬合時に痛みがあるとき　*92*

　2）適合が悪いとき　*96*

　　　リラインとリベースの基本的考え方／直接法によるリライン／

　　　間接法によるリライン

　3）咬合高径の低下や咬耗がみられたとき　*100*

　　　咬合面再形成

　4）義歯の破折　*104*

　　　義歯の破折の原因／義歯床の修理法／補強線

　5）人工歯の脱離と破折　*110*

　　　人工歯の脱離／人工歯の破損

　6）義歯が汚れるとき　*114*

第4章　インプラント治療後のメインテナンス

1. はじめに ……………………………………………………………………………………… *117*

2. 補綴装置別のメインテナンス ……………………………………………………………… *120*

　1）インプラントのメインテナンスで使用する基本的な器具　*120*

　2）固定性上部構造　*122*

　　クラウン・ブリッジタイプ／ボーンアンカードブリッジ

　3）可撤性上部構造（Implant Over Denture：IOD）　*126*

3. 力のコントロールを管理するために必要な咬合調整の基礎 …………………………… *126*

　1）咬合調整の原則　*126*

　2）インプラントメインテナンス時の咬合調整　*128*

　　咬頭嵌合位における咬合調整／偏心運動時の咬合干渉の調整

4. トラブルへの対応 …………………………………………………………………………… *130*

　1）材料・補綴学的合併症　*130*

　　クラウンの脱離／スクリューの緩み／前装材料の破損／

　　インプラント体の破損・破折／可撤性補綴装置に関連する合併症

　2）生物学的合併症　*136*

　　治療方法／非外科的療法／外科的療法

5. おわりに ……………………………………………………………………………………… *141*

索引 ……………………………………………………………………………………………… *143*

第1章

クラウン装着後のメインテナンス

1 メインテナンスを考える前に

1) 永久補綴

　永久補綴という用語がある．これは暫間補綴と区別するための用語だろう．装着した補綴物を永久に，実際には一生使用できることは多くの患者，術者の望みである．しかし筆者はこれを必ずしも正しくはないと考えている．

2) 2通りの考え方

　固定性補綴物の使用に関しては2通りの考え方があると思う（**表1-1**）．1つは装着物を永久補綴物と考えてできるだけ長く，できれば一生使用するという考え方である．特に自費診療による大型の補綴物（ブリッジなど）では患者の投資も多額で，再補綴が必要となった場合の生体へのダメージも大きいので，長期間使わないわけにはいかないだろう（**図1-1**）．

　これに対するもう1つの考え方は，患者のライフステージごとに補綴物を交換することを前提とした治療である．たとえば典型的な若い人の口腔内写真を見て，その患者が80歳だと思う歯科医師はいないだろう（**図1-2**）．加齢とともに口腔周囲も変化することは避けられないが，口腔の健康寿命を維持するためには，補綴物が生体の変化に追従する，つまり補綴物が生体の生理的な変化を妨げないことが重要だと考える．

表1-1　補綴物使用に関する2通りの考え方

考え方1：一生使用する
考え方2：生体の変化に合わせて交換する

いくら耐久性のある補綴物を作っても，生体の組織がそれに耐えられないようでは本末転倒なのである．

そこで筆者は，口腔内を3つのライフステージに分けて，生体の変化に合わせて補綴物の交換を考えることも提唱したい．3つのステージとは，咬合面がエナメル質の時代（第1ステージ），咬合面にエナメル質と象牙質が混在し，咬合に関与するある程度の部位が象牙質となった時代（第2ステージ），そして80歳を超えた超高齢者の時代（第3ステージ）である．

3) 3つのステージ

生体の変化に合わせ，その変化に追従させて，患者のライフステージごとに補綴物を交換する場合を以下のように考えている（表1-2）．

(1) 第1ステージ

第1ステージ（40〜60歳）では，咬合に関与するほとんどの部位はエナメル質に被覆されており，咬耗の進行もそれほど顕著ではなく，ある程度安定した咬合が保たれている時代，いうなればエナメル質咬合時代である（図1-3）．この時代はクラウンブリッジならジルコニアや二ケイ酸リチウムガラスセラミックスなどによるオールセラミックスやメタルセラミックス，メタル修復ならType IV金合金や金銀パラジウム合金といった，どちらかといえば硬く強い材料を用いてもよいと考える（図1-4）．またインプラントも適応になると思う．

(2) 第2ステージ

第2ステージ（60〜80歳）は，咬合面に象牙質とエナメル質が混在する時期である（図1-5, 1-6）．咬合に関与するある程度の部位は象牙質となっている．ヒトのエナメル質の咬耗量は30年で約1mmといわれており，平均的な厚みが1.8〜2mm程度であるエナメル質は60年ほどで咬耗により消失し，象牙質が咬合面部に露出すること

表1-2 生体の変化に合わせて補綴物を交換する

第1ステージ：咬合面がエナメル質の時代（40〜60歳） 　　　　　　オールセラミックス，メタルセラミックス，Type IV金合金などを使用
第2ステージ：咬合面にエナメル質と象牙質が混在する時代（60〜80歳） 　　　　　　ハイブリッドセラミックスなどを使用
第3ステージ：加齢に伴う退行変化が進む時代（80歳〜） 　　　　　　Type II〜III金合金，硬質レジン，アクリリックレジンなどを使用

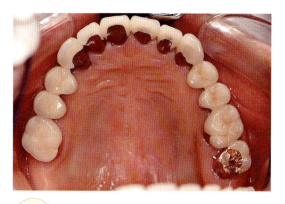

図1-1　自費診療による大規模補綴物は長期間の使用が前提.

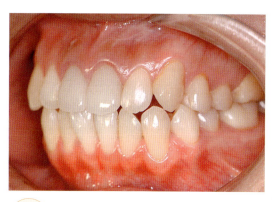

図1-2　この患者が80歳だと想像する歯科医師は稀であろう.

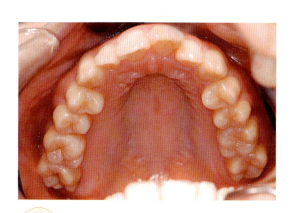

図1-3　第1ステージはエナメル質咬合時代.

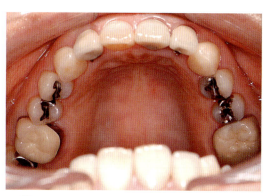

図1-4　第1ステージでは硬く強い材料も適応となる.

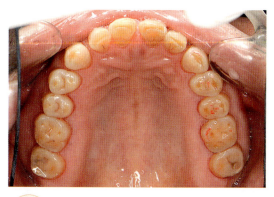

図1-5　第2ステージはエナメル質，象牙質混在時代.

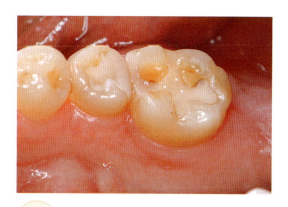

図1-6　咬合に関与する部分に象牙質が露出.

になる．露出した象牙質はエナメル質と比べ物にならないほどの速さで咬耗が進むことから（図1-7），それに追従できる材料，そして対合歯に過度の咬耗を起こさせない材料の選択が重要となる．

またこの年齢層では，大規模な補綴処置を必要とする症例が多くなる．さらに加齢に伴う顎骨や歯周組織の変化も顕著になる時期である．ゆえに補綴処置に際してはある程度咬耗に追従可能なハイブリッドセラミックス系の材料が第一選択になるのではないだろうか（図1-8, 1-9）．特に歯根膜による緩衝能を有さないインプラントにおいては，上部構造に用いる材料によってはトラブルの発生が懸念される．ポーセレンほど硬くなく，硬質レジンほど軟らかくなく，靱性があり，しかも適度の摩耗性を有するハイブリッドセラミックスは，インプラントの上部構造体には最適と考える（図1-10）．

(3) 第3ステージ

第3ステージである80歳以上の高齢者に対する補綴は，加齢に伴う退行変化にいかに追従させるかが勝負である（図1-11）．その意味から高カラットの金合金や硬質レジンが多用されるべきであろう．ゴールドクラウンやゴールドインレーが40〜50年も機能し，対合歯にも問題を与えず，長期間を経た現在でも口の中で有効に機能している状況をみると，歯科材料としての金合金の物性の素晴らしさには特筆すべきものがあるのだろう（図1-12）．

この第3ステージに該当する人たちは，前歯部は除き，審美性にそれほど重きをおく必要のない年齢層でもあり，生体にやさしい，軟らかい材料が第一選択となろう．

4) メインテナンスでは

以上のように補綴物の使用には2通りの考え方があるが，1つの補綴物を一生使用するつもりなら，生体の変化にその補綴物が追従できず，有害な存在となっていない

表1-3 各ステージの終わりに近づくに従ってリスクが高くなる

ステージ	第1ステージ	第2ステージ	第3ステージ
年代	40歳　50歳	60歳　70歳	80歳　90歳
補綴物	セラミックス	ハイブリッド	金合金
リスク	低→高	低→高	低→やや低

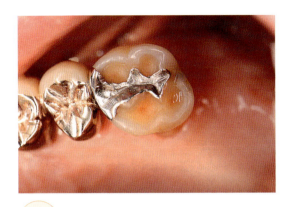

図1-7　露出象牙質の咬耗は速く進む.

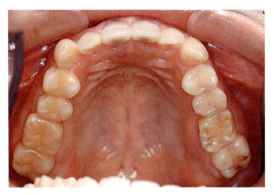

図1-8　第2ステージはハイブリッドセラミックスによる補綴が中心.

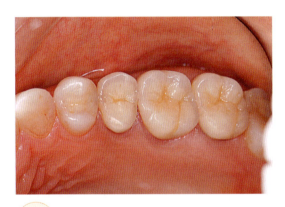

図1-9　⌊5 6 7 ハイブリッドセラミックスクラウン.

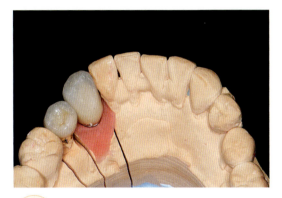

図1-10　ハイブリッドセラミックスはインプラントの上部構造に適している.

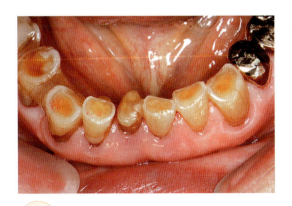

図1-11　第3ステージでは口腔を守る補綴が中心.

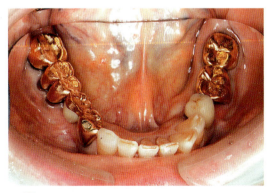

図1-12　金合金の優位性を実感する臨床家は多いだろう.

か定期的にチェックしつつメインテナンスを行う必要がある．また約20年のステージごとに交換する前提でも各ステージ内でのメインテナンスと平行して，各ステージ後半には使用中の補綴物が生体にダメージを与える危険度が高くなることを念頭に置いてチェックする必要がある（**表 1-3**）．

2 基本的なメインテナンスの手順（チェック項目）

1）歯周疾患

　補綴歯はう蝕や歯周疾患に罹患しないと思っている患者がいる．また，う蝕のみを問題視し，何か異変を感じると「むし歯ですか？」と質問されることも多い．「むし歯でないのならこのままでいいです」と言われることもある．歯周疾患に対する危機感の薄さは問題だが，歯科医院側の啓蒙不足も反省すべきだろう．

　一般的には，補綴歯のメインテナンスのみが目的で来院する患者は少ないだろう．定期的なリコールまたは他に何らかの不調を感じるが故の来院であるのが通常である．歯周疾患に関し，メインテナンス時にまず必要なのは歯石やプラーク付着部位の確認とプロービングである（**表 1-4**）．

　プロービングを行い，6点法または4点法でPPD（Probing Pocket Depth）を記録する．同時に出血部位，つまりBOP（Bleeding on Proving）の記録も行う（**図 1-13**）．出血部位はポケット底部で炎症が起きていると判断する．このあと歯垢染色液により染め出しを行い（**図 1-14**），プラークの付着部位を確認する（PCR = O'Leary's Plaque Control RecordやPLI = Plaque Index）．プロービングの前に染め出しを行うとBOPの確認がむずかしくなる．

　BOP（＋）でPPDが4mm以上の場合は，歯肉縁下のSRPもしくはデブライドメント，および歯肉縁上のプラークコントロール（プロフェッショナルケアとセルフケア）を行う．BOP（＋）でPPDが4mm未満の場合は，歯肉縁上のプラークコントロール（プロフェッショナルケアとセルフケア）のみを行う（**図 1-15**）．

　BOP（＋）なのにもかかわらず，歯肉縁上にプラークが存在しない場合もある．しかしBOP（＋）ということは，現時点で歯肉縁上にプラークがなくても過去には「歯肉縁下に炎症を起こす程度のプラーク」が歯肉縁上にも存在したことを示しているため，歯肉縁上のプラークコントロールは行う（セルフケアのみ）．このようにBOP（＋）なのにもかかわらず歯肉縁上にプラークがない理由は，①ここのところ歯頸部にうまく歯ブラシを当てられるようになっていた，②歯科医院を受診するので今日だけ丁寧

表 1-4　歯周疾患検査の手順

PPD（Probing Pocket Depth）を記録
BOP（Bleeding on Proving）を記録
歯石やプラークの付着部位，付着量の検査（染め出し）
動揺度を記録
エックス線撮影

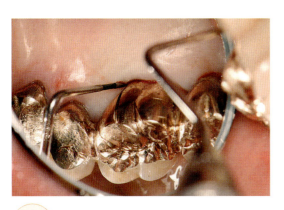

図1-13　BOPは歯周疾患の重要な指標となる．

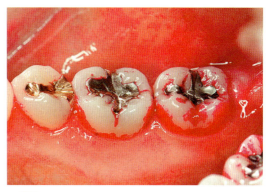

図1-14　染め出すと出血の確認が難しいためBOPが先．

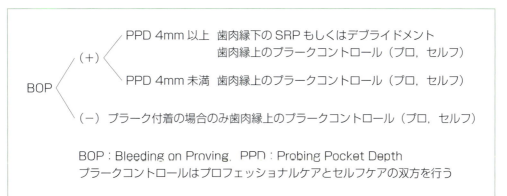

BOP：Bleeding on Proving，PPD：Probing Pocket Depth
プラークコントロールはプロフェッショナルケアとセルフケアの双方を行う

図 1-15　歯周組織への対処

に磨いた，③偶然，のいずれかだろう．このような場合も，歯肉辺縁を歯周プローブで擦過してその緊張度をみれば（GI = Gingival Index），その患者が協力的だったか，または今日だけ磨いてきたのか判断できる．

BOP（−），つまり非出血部位では歯肉縁下にプラークによる結合組織の炎症はないものと判断し，歯肉縁下には触らないようにする．しかし染め出しにより歯肉縁上のプラークが確認できれば，歯肉縁上のプラークコントロール（プロフェッショナルケアとセルフケア）は行う．歯肉辺縁にプラークが存在しない部位は，歯肉縁上のプラークコントロールは不要である．

プラーク付着部位では，プロフェッショナルケアと共にセルフケアの方法や習慣を改善する必要がある．定期的にエックス線撮影も行い，エックス線画像とプロービングによる歯周検査を併用して歯周疾患の早期発見と予防，進行の防止に努める．

動揺度も通法どおりに検査して記録する．動揺が確認された場合はそれが歯周疾患によるものなのか，咬合によるものなのか，その両者が関与しているのか診断する（後述）．ブリッジや連結冠では動揺などの問題が表面化していないことがあるので注意が必要だろう．

2）う蝕

歯肉がやや退縮し，露出したマージン周辺がう蝕になった場合はメインテナンス時に気づきやすい．しかし歯肉の退縮が生じていない歯では，マージンからのう蝕であっても気づかないことがある（図1-16）．患者から疼痛や悪臭の訴えを受け初めてう蝕の存在に気づいた経験をお持ちの歯科医師は多いだろう．

メインテナンス時には視診と共に，探針で歯頸部マージンを全周擦過することによりう蝕の有無を調べる（表1-5）．隣接面では探針で触知できる範囲に限界があるが，フロス等を併用して可及的に調べる．定期的にエックス線を撮影してもよいだろう．歯肉が退縮している歯であっても，簡単な視診のみでは遠心のう蝕を見落としがちなので多方向から見るようにする（図1-17，1-18）．

う蝕のリスク（カリエスリスク）が高い患者には，日常的にフッ化物洗口を行ってもらう．歯磨材はフッ化物入りのものを使用し（図1-19），ハミガキ後の洗口は1回

表1-5 う蝕の検査

多方向からの視診による歯根う蝕等の検査
探針による補綴物マージンの全周擦過
フロスによる検査
エックス線による診査

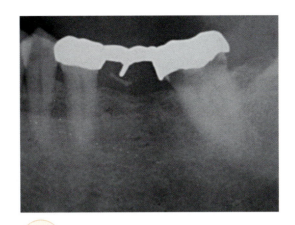

図1-16 巨大なう蝕にも気づかないことがある．

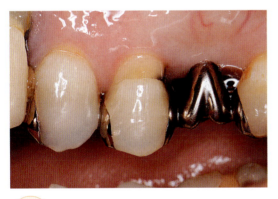

図1-17 多方向から観察しないと見逃すう蝕もある．

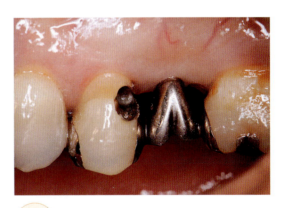

図1-18 内部は大きなう蝕になっていた．

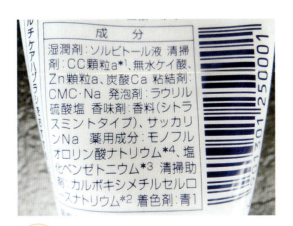

図1-19 フッ化物が含まれた歯磨剤が大勢である．

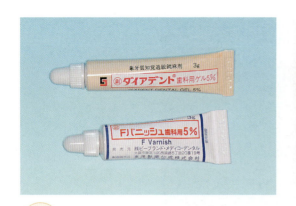

図1-20　象牙質知覚過敏鈍麻剤には高濃度のフッ化物が含まれている.

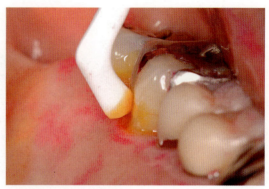

図1-21　う蝕のリスクが高い部位には効果的である.

表1-6　咬合の検査

正しい咬頭嵌合位が維持できているか
想定外の部位に誘導が生じていないか
特定の歯に過大な側方力が生じていないか
歯肉退縮，楔状欠損もチェック
補綴物や対合歯に過大な咬耗がないか

とし，歯質や口腔粘膜にフッ化物を残留させる．

　う蝕のリスクが高い部位には，来院時にフッ化物入りのバーニッシュを塗布するのも一法である．ダイヤデント歯科用ゲル5％（昭和薬品化工）やFバニッシュ歯科用5％（ビーブランド・メディコーデンタル）は象牙質知覚過敏鈍麻剤だが，高濃度のフッ化物を含んでいる（図1-20，1-21）．

　比較的新しい補綴物には傷が少なく，プラークがつきにくい（図1-22）．PMTCでは一般的に研磨材（フッ化物入り）を使用するが，新しい補綴物には傷をつけたくないため金属部分には研磨材は使用しない（図1-23）．新しい補綴物には歯ブラシ，ワンタフトブラシ，デンタルフロスを用いてPMTCを行う（図1-24）．

3）咬合

　歯冠補綴物は本来の咬頭嵌合位で製作されることが多い．しかし大規模な咬合再構成を行った症例では中心位で咬合させている場合もあるだろう．

　咬合の検査ではまず，咬頭嵌合位で付与した咬合が維持されているか，咬合性外傷が生じていないかを検査する（図1-25，1-26）（表1-6）．そして偏心運動をさせ，誘導すべき所で誘導されているか，想定外の部位に誘導が生じていないかを咬合紙を用い

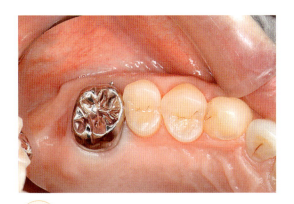

図1-22 新しいクラウンには傷をつけたくない．

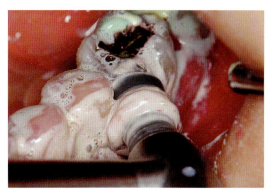

図1-23 傷がない新しい金属部分は研磨材で研磨しない．

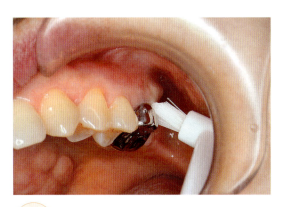

図1-24 傷をつけたくない金属のPMTCには手用器具を用いる．

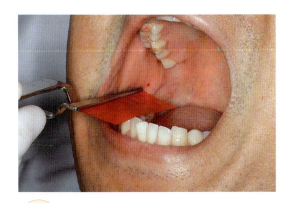

図1-25 まず咬頭嵌合位での接触を調べる．

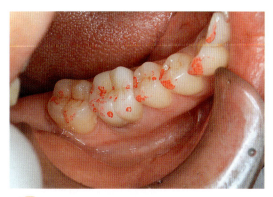

図1-26 意図した，または妥協できる咬合接触が維持できているか確認する．

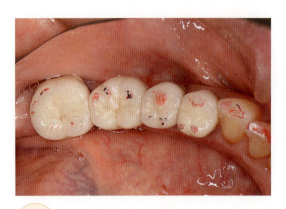

図1-27 想定外の部位に誘導が生じていないかチェックする.

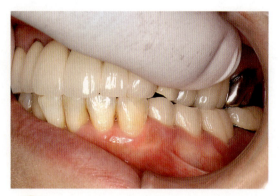

図1-28 指の腹で特定歯への側方力の集中を診査.

表1-7 咬合調整について

想定外の病的な誘導や干渉があれば咬合調整を考える
補綴歯や対合歯にのみ大きな歯根露出があれば咬合調整を考える
できれば補綴物側で調整する
ただし安易な咬合調整は危険

てチェックする(図1-27). また, たとえばグループファンクションであれば 5 4 3|3 4 5 に術者の指の腹を当てた状態で側方運動をしてもらい, 特定歯に過大な側方力を触知しないか, 指の感覚でも検査する (図1-28). この場合は片側ずつ検査した方がわかりやすい. 特定歯にのみ歯肉退縮や楔状欠損が生じている場合にも過大な側方力を疑う (図1-29, 1-30). 補綴歯は失活歯である場合も多く, 特定歯への過大な応力集中は歯根破折につながるので, 必要に応じて咬合調整を行う.

　補綴物や対合歯の咬耗は咬合性外傷予備群であることや日常の誘導をよく表しているので, 特定歯に生じた過大な咬耗があれば注意する (図1-31, 1-32). 長期間使用した補綴物が生体の変化に追従できておらず, 有害な存在となっている場合には異なる材質も考慮しながら, 交換を考えるのも一法である.

4) 対合歯, 補綴物装着歯 (支台歯)

　人工臓器にとって大切なことは安全性である. 人工臓器である補綴物が他の残存歯にとって有害であることは好ましくない. メインテナンス時には対合歯の咬耗を注視する. 病的な咬耗の可能性があれば, 咬合紙を用いて偏心運動における想定外の誘導や干渉が生じていないかチェックし (図1-33, 1-34), 咬頭嵌合位以外の部位に病的な干渉部位があれば補綴物側での咬合調整を考える (表1-7). ただし, たとえばフルバ

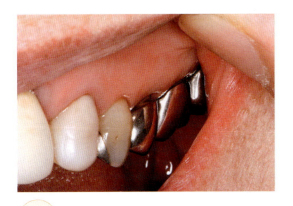

図1-29　|5 への過大な側方力がないかチェック.

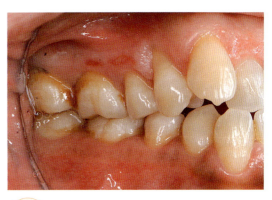

図1-30　強い側方力により歯肉が退縮する.

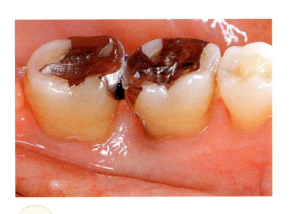

図1-31　大きな咬耗がある場合に注意する.

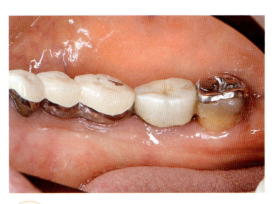

図1-32　硬いはずのポーセレンに生じた咬耗.

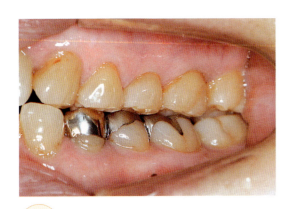

図1-33　対合歯の咬耗により面接触になっている.

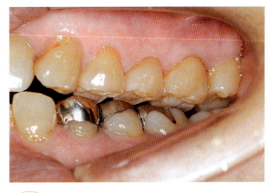

図1-34　平衡側でも誘導し,フルバランスに近い.

ランスに近くても，生体に調和している場合もあるので安易な咬合調整は危険である．

　全顎的には目立った歯周疾患がみられないのもかかわらず，補綴物装着歯（支台歯）や対合歯にのみ歯根露出が認められる場合にも偏心運動での咬合干渉を疑い，咬合紙や指の感覚を用いてチェックする．

　仮に問題が生じていても，ブリッジの場合はそれが表面化しにくいことがある．特に支台歯が3歯以上のブリッジでは両端以外の支台歯，つまり中間支台歯の骨吸収や破折の有無に注意する（図1-35）．これは連結冠の場合も同様である．ブリッジや連結冠では一部の支台歯に補綴物の剥離が生じていることも想定して検査する必要がある（後述）．

5) 頬粘膜と舌

　クラウン装着後の長期間における歯肉の退縮や楔状欠損，一部被覆冠装着歯に生じた歯質の咬耗や破折により生じた鋭縁が，頬粘膜や舌を傷つけていることがないかチェックする．クラウンに生じた傷により舌感が悪くなるとこもある．これらの場合には必要に応じて形態修正，研磨，実質欠損部へのコンポジットレジン充塡などを行う．

3 トラブルへの対応

1) 清掃不良のとき

　全顎の清掃が不良であれば一般的なブラッシング指導を行う．補綴歯の清掃が不良な場合，マージンから二次う蝕になりやすいことを意識させ，清掃の改善を図る．また，対合歯が欠損した無咬合歯には多量のプラークが付着し，たいへん不潔になっていることがあるので注意する（図1-36，1-37）．

　金属やセラミックスがう蝕になるわけではないが，汚れているとプラークの供給源となることを認識させる．隣接面にデンタルフロスが入る部位では歯ブラシと共に使用してもらう．細い歯間ブラシで大きな空間を清掃するのは不可能である．入れただけでブラシが空間の周囲全面に密着するように，清掃したい空間よりやや大きめの径を有する歯間ブラシを選択する（図1-38）．

　ポンティックの下面（粘膜面＝基底面）の清掃には，前歯部ではスーパーフロス（図1-39，ソートン）を使用してもらうとよい．ポンティック下の空間が狭く，スー

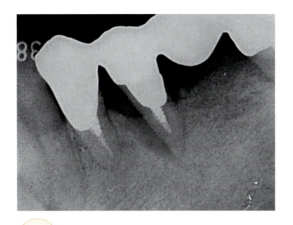

図1-35 中間支台歯にはトラブルが起こりやすい.

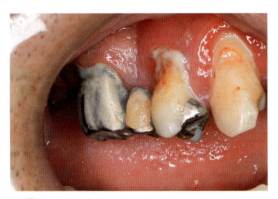

図1-36 対合歯の欠損により多量のプラークが付着.

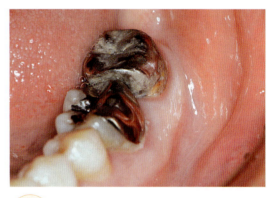

図1-37 対合歯の欠損によるプラーク付着と挺出.

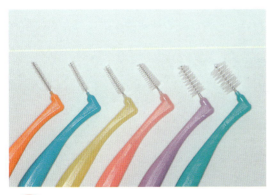

図1-38 歯間ブラシは清掃したい空間よりやや大きめのサイズを選択する.

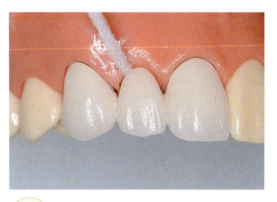

図1-39 前歯部ポンティック下の清掃にはスーパーフロスを用いる.

パーフロスを使用できない場合は通常のフロスを使用するが，フロスを通しにくければフロススレッダー（図1-40，バトラー）を併用する．臼歯部セルフケアでは，ポンティック下にスーパーフロスを使用するのは技術的にむずかしい場合が多い．このような場合はプロフェッショナルケアでスーパーフロスを使用し，セルフケアではやわらかい歯ブラシをポンティック下に挿入してもらう．ポンティック隣接面には歯間ブラシを使用する．

メインテナンス時には，逆にオーバーブラッシングの痕跡にも注意する．過度のブラシ圧による歯肉辺縁の擦過傷，クレフト（Y字，V字型辺縁歯肉，図1-41），フェストゥーン（辺縁歯肉のロール状肥厚，図1-42）の形成や，歯間ブラシのワイヤーによる歯の摩耗が起こってないかチェックする．もしこれらの症状がみられれば，ブラシ圧の調整，ブラシの当て方，動かす方向等の改善を目的とした再指導を行う．

2）二次う蝕への対応

補綴物装着歯に二次う蝕が発生した場合の基本は，「補綴物除去→う蝕の除去→再補綴」だろう．しかし実際の臨床では補綴物を除去しないでう蝕処置を行う症例もある．二次う蝕が生じたときに当該補綴物を除去するか否かには，いくつかの要素が関与する（表1-8）．

歯肉退縮により露出した歯根にマージンからの二次う蝕が発生した場合には，補綴物を温存してコンポジットレジンにより対処できる症例も多い（図1-43）．しかし隣接面の歯根やクラウン内方に大きく進展したう蝕では切削器具が届かないか，またはう蝕の完全除去の確認が難しいこともある．補綴物の一部に開窓を加えても処置が困難な場合は除去となるだろう．

大きな補綴物の除去は生体へのダメージとなる．それが生活歯であればなおさらであるため，できれば除去しないで対処したい．自費診療の補綴物除去にはさらに精神

表1-8 補綴物除去を左右する因子

う蝕の位置と大きさ
補綴物の大きさ
補綴物の種類（自費，保険）
歯髄の生死
支台築造体の種類と形状
患者の年齢
歯周疾患
自院で施した補綴物か否か
その他

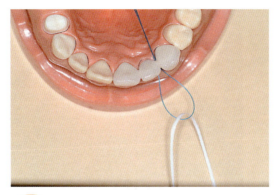

図1-40 フロススレッダーを使用してフロスを通す．

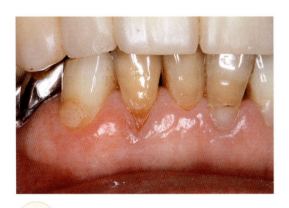

図1-41 歯肉辺縁に生じたクレフト．

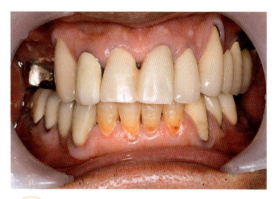

図1-42 犬歯等に生じたフェストゥーン．

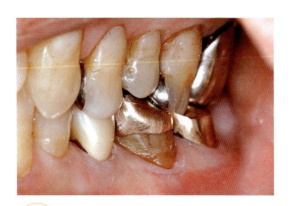

図1-43 ⎡6 歯頸部のCR充塡は古そうだが実害はない．

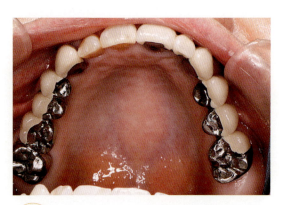

図1-44 大きな補綴物や自費診療の補綴物はできれば外さないで対処したい.

的, 経済的ダメージも伴う (図1-44).

　同じ状況のう蝕であっても, 高齢者の場合は身体的ダメージや新製価値を考慮し, 臨床症状等の実害がなければ補綴物を除去しない場合もある. 歯周疾患がある程度進行している歯では, いずれ抜歯することを前提に「いまさら除去しない」という考え方もあるだろう.

3) 歯頸部マージンが露出したとき

　長期間の臨床経過の中での生理的な (病的ではない) 歯肉退縮であれば, 特に大きな問題ではないことを患者に説明し, 補綴物は可及的温存する (図1-45). 特定歯の比較的短期間の歯肉退縮であれば, 偏心運動での咬合性外傷を疑い, 必要に応じて咬合調整を行う.

　露出した歯根面はう蝕のリスク部位になりやすいので, ブラッシング指導や, 場合によってはフッ化物塗布を行う (図1-46, p.10参照).

　患者が問題とするのは前歯部や小臼歯部に生じた歯肉退縮による審美不良であろう. 術者側からみるとそのままでよい状態でも, 患者側にとっては心理的に大きな問題となっている場合がある (図1-47). 失活歯であれば歯根が変色している症例も多く (図1-48), より問題視されやすい. たとえばそれが上顎前歯部であれば, 患者は口唇を挙上しながら鏡を用いてよく観察するので, 日常生活では見えない部分でも気にするようになるのだろう. 一般的には日常生活で上顎前歯歯頸部が外観に触れることはほとんどないことを説明すると納得 (妥協) してくれる場合はある.

　納得が得られない場合は補綴物の除去再製作, または露出歯根へのコンポジットレジン充塡となる. コンポジットレジン充塡前には, 本法では審美性に限界があり, 現

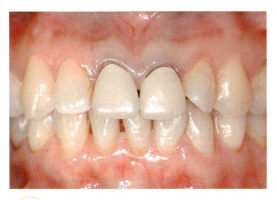

図1-45 多少の歯根露出には何もしない方がよいと説明.

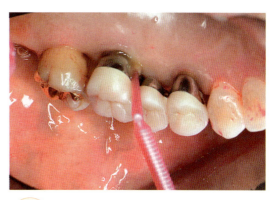

図1-46 う蝕のリスク部位に高濃度フッ化物塗布を行う.

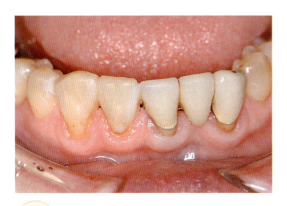

図1-47 実害がなくても患者にとっては大問題か.

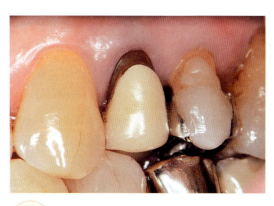

図1-48 失活歯の歯根変色は多くの患者が問題視する.

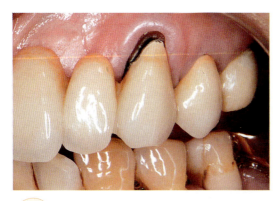

図1-49 患者は審美不良を強く訴えたためCR充塡へ.

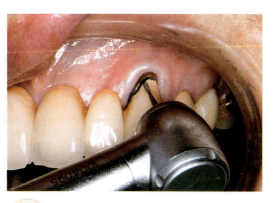

図1-50 CR充塡スペースを確保し，前装部にベベルを形成した.

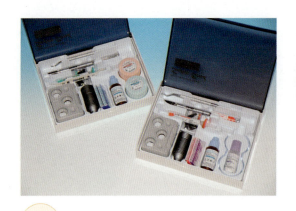

図1-51　手前は筆積セット，奥は混和セット．

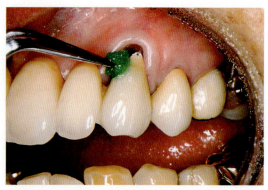

図1-52　歯根象牙質面を表面処理材グリーンで処理する．

在よりはよくなるだろうが再製作したときのような美しさは得られないことを事前に説明しておく．

　コンポジットレジン充填では，充填スペースを確保するために歯根面に窩洞形成を行う（図1-49, 1-50）．症例によっては前装冠の前装部にもベベルを形成し，既存前装部と充填するコンポジットレジンが移行的になるようにする．変色した歯根面および歯頸部に露出した前装冠の金属は，その色を遮断する必要がある．遮断にはスーパーボンド（サンメディカル，図1-51）を用いる．まず歯根象牙質面を表面処理材グリーンで処理し（図1-52），オペーク色であるポリマー粉末オペークアイボリーを細い筆で筆積み，または混和物を探針で塗布する（図1-53）．前装冠の歯冠色材料部分にもコンポジットレジンを盛るのなら，歯冠色材料被着面はシランカップリング剤（例：スーパーボンドPZプライマー，図1-54）でシラン処理しておく．スーパーボンドのオペークアイボリーがある程度硬化したら，その上から歯冠用硬質レジンを充填する（図1-55）．歯冠用硬質レジン（図1-56）は前装冠やジャケット冠製作用のコンポジットレジンである．日常的にう蝕処置に使用している充填用コンポジットレジンでもよいが，これは天然歯に合わせて調色されているため透明感が強く，充填後に暗く見えるか（図1-57, 1-58），またはオペークが過度に透過して透明感のない白に見えてしまうことがある．

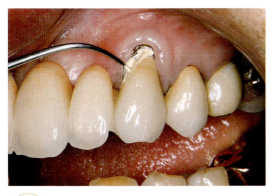

図1-53 オペークアイボリー混和物を探針で塗布する.

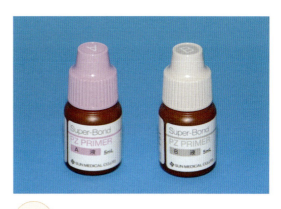

図1-54 スーパーボンド PZ プライマー.

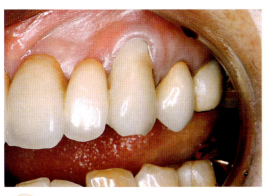

図1-55 ベベル部分も含め歯冠用硬質レジンを充填.

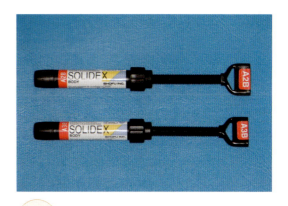

図1-56 歯冠用硬質レジン，松風ソリデックス.

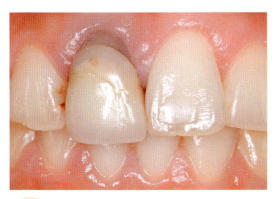

図1-57 充填用 CR は透明感が強いため暗く見える.

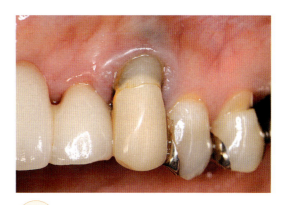

図1-58 充填用 CR で実害はないが審美性は悪い.

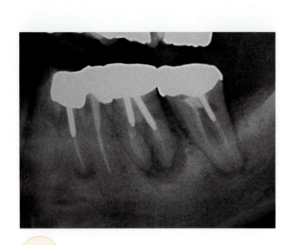

図1-59 根尖病巣は無症状のうちに進行する．

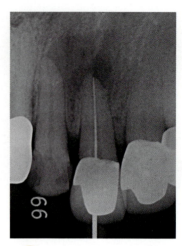

図1-60 外さないで治療できる症例もある．

4）根尖病巣が出現したとき

　根尖病巣が出現した場合（図1-59）の対処は，補綴物が比較的簡単に外せる場合とそうでない場合に分けられる．単冠や3〜4ユニット程度のブリッジなら，通法通りにクラウンと支台築造体を除去し，根管治療を行いやすい．なかには咬合面や舌側面に開窓を加えれば根管治療が可能な症例もある（図1-60）．

　大きなブリッジ，自費診療による補綴物，高齢者などでは外す場合のメリットとデメリットを考慮し，除去するか否かを選択する（図1-61，1-62）．何らかの理由で外さない，または根管処置ができない場合は経過観察または歯根尖切除術の適応となるだろう（図1-63，1-64）．単冠であってもメタルポストの除去が不可能または危険と予想される症例では歯根尖切除術を選択することもある（図1-65）．

　根管治療を行う場合も，歯根尖切除術を行う場合も根尖病巣の再発の可能性は術前に説明しておいた方がよいだろう．

5）咬合の不調和が生じたとき

　若年者で歯列不正がなければ，多くの場合で犬歯誘導咬合かもしれないが，加齢とともに片側で2〜3歯，または多数歯のグループファンクションになるのが一般的である（図1-66）．これは生体の生理的変化で特に問題視しないが，この変化を補綴物が追従しているか，この変化を補綴物が妨げていないかチェックする必要がある．

　まず補綴物の対合歯に着目し，咬頭嵌合位と偏心位で異常な咬耗や誘導がないか，

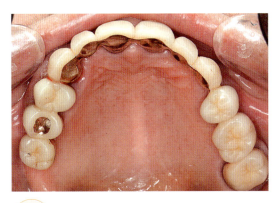

図1-61 根尖病巣があってもこのブリッジは簡単には外せないだろう．

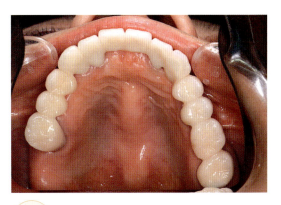

図1-62 このような大型補綴物の根尖病巣は歯根尖切除術の適応か．

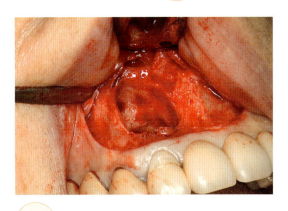

図1-63 $\underline{2|}$の歯根尖切除術．

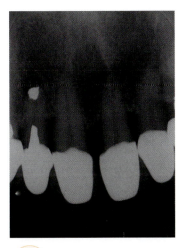

図1-64 歯根尖切除術が奏功すれば骨が形成される．

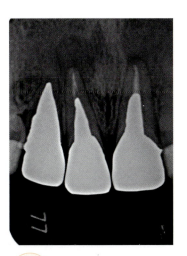

図1-65 $\underline{1|}$は外せるが$\underline{2|}$の除去は危険．

目視と咬合紙によって調べる．補綴物自体の咬耗や破損も検査する（図1-67）．当該歯に指の腹を当てた状態で偏心運動してもらい，過度の側方力が作用していないかも検査する．

　仮に咬合に不調和が生じている場合には，必要に応じて補綴物側で咬合調整を行う．偏心運動により咬耗した部分をコンポジットレジンで築盛するのは，顎関節に為害作用を及ぼすことがあるので注意が必要である．

　ポーセレンやジルコニアなどの硬い材質により対合歯が咬耗することがある．この場合は冒頭で記したように，年齢のステージに従って補綴物の交換を考えてもよい（p.2 表1-2）．咬合面にエナメル質と象牙質が混在する時代（60〜80歳）に入っているのであれば，咬耗に追従してくれるハイブリッドセラミックスに，さらにその先に進めば（80歳〜）TypeⅡ〜Ⅲ金合金，硬質レジンなど，残存歯と歯周組織の保護を第一に考えた材料に置き換えるのも一法である．

6）動揺が生じたとき

　補綴歯や対合歯に動揺が生じた場合は，その原因が歯周炎によるものなのか，咬合によるものなのかを判定する必要がある．咬合，つまり偏心運動による過度の側方力が原因であれば，前項と同様に咬合調整や補綴物の交換を考える．過度の骨吸収が伴っていない場合，または一時的な急性症状であれば側方力を除去することにより動揺が鎮静化することもある．咬合調整を行う場合には，新たに発生するはずの他歯への負担も考慮する．

　リコールによる管理ができなかった期間などに骨吸収が一線を越えてしまい，動揺の鎮静化が期待できない場合，または動揺の継続により骨吸収が一線を越えると予想される場合には隣在歯との固定も考える．

　動揺の程度がほぼ等しい数歯であれば，連結冠による強固な固定法を用いることもあるが，一般的にまず用いられるのはスーパーボンド等による固定（暫間固定）だろう（図1-68）．ただし補綴物の固定では，金属または歯冠色材料にスーパーボンドを接着させることになるため（図1-69），特別な配慮が必要になる．まず補綴物の被着面を新鮮面とし，さらに粗造化による接着面積の拡大と機械的維持に期待して，ダイヤモンドポイントにて被着面をごく薄く一層削除する．補綴物の削除は患者にとっては大変抵抗がある行為なので，事前によく説明しておく必要がある（「抜歯回避のため」等）．被着面が金属であればメタルプライマーであるスーパーボンドⅤプライマー（図1-70）を塗布する．スーパーボンドⅤプライマーはただちに揮発するため，塗れたかどうか不安になるが決して2度塗りをしてはならない．プライマー層が厚くなる

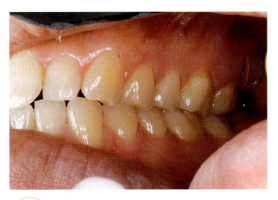

図1-66 咬耗によりグループファンクションとなる．

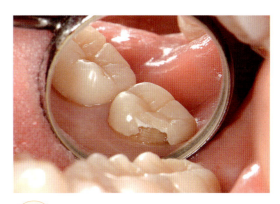

図1-67 咬合の変化により補綴物が破損することもある．

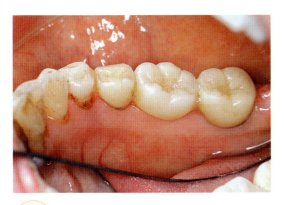

図1-68 スーパーボンドによるジャケットクラウンの固定．

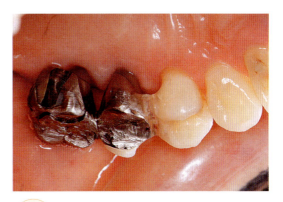

図1-69 金属歯を暫間固定したいケースもある．

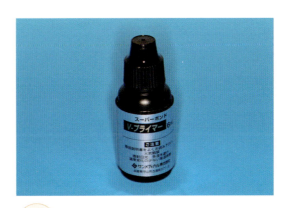

図1-70 貴金属用のスーパーボンドVプライマー．

と，接着後にプライマー層内で破断するからである．これは揮発性の高い有機溶媒を使用した他のプライマーでも同様である．被着面がポーセレン，ジルコニア，硬質レジンであれば接着阻害因子を除去した後，シランカップリング剤を含有したリン酸エステル系モノマーであるスーパーボンドPZプライマーを塗布する（p.21 図1-54）．これで被着面がスーパーボンドに適した状態に改質されたので，筆積み法にて固定する．隣在歯被着面がエナメル質であれば事前にリン酸エッチング（コンポジットレジン充填と同様）を行う．被着面がコンポジットレジンであれば一層削除してそのまま，またはスーパーボンドPZプライマーを塗布するが，このとき充填物内に大きめの機械的維持形態を付与してもよい．補綴物同士の固定で，接着しても容易に剥離してしまう症例では，補綴物の間にクラスプワイヤーなど（0.8mm線など）をスーパーボンドで埋入させる方法もある（図1-71）．この場合は補綴物を切削してワイヤーが入るスペースを作ることになる．

7) 食片圧入が生じているとき

　リコール時に患者が食片圧入を訴えるのが一般的であるが，食片圧入が常時起きていると圧入を自覚しなくなることもあるので，全顎にわたる診査が必要である．圧入が常時起きている部位では隣接面の歯槽骨が吸収され，コルが深くなることにより巨大な圧入空間（食物停滞空間）ができていることがある．また圧入部位の歯根にう蝕が生じていることがあるので検査する．

　食片圧入がある場合は隣在歯とのコンタクトの強さ，辺縁隆線の高さ，対合歯が圧入させやすい形態ではないか，咀嚼サイクル等の検査をする．食片圧入が補綴物装着当初から起きていたのであれば，それは補綴物の不良や周囲との不調和なのだろうが，ほとんどの症例は補綴物装着から長い期間が経過してからの圧入開始である．隣接面の摩耗や継続しない歯の移動が原因であれば補綴物を再製作すればよいが，多くの原因は歯の動揺である．この場合は咬合調整を考えると共に，前項と同様に歯の固定や隣接面の閉鎖を考慮する．

　稀ではあるが，咬合により最後臼歯が遠心に移動し，コンタクトが弱くなることがある（図1-72）．この場合は咬合調整により遠心への力を除去すると問題ないコンタクトに戻る可能性もある．

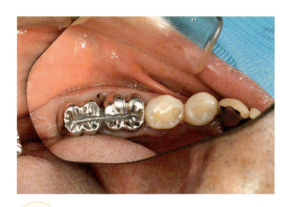

図1-71 歯根破折による動揺歯を，ワイヤーを埋め込んで固定した．

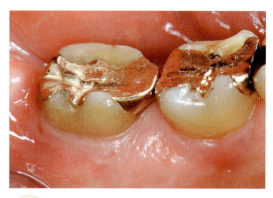

図1-72 歯の移動によるコンタクトの消失もある．

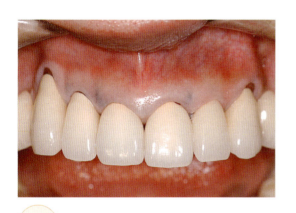

図1-73 歯肉の黒変を気にする患者もいる．

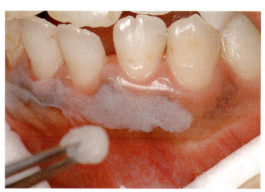

図1-74 メラニンが原因なら除去できる場合もある．

8）前装冠装着歯の歯肉が黒くなったとき

　前装冠装着歯の歯肉の黒変は古くからの問題である（図1-73）．健康上問題なくても，自分の体の一部が黒くなることは心理的，審美的に問題なのだろう．黒変の原因はメタルコア切削時の削片迷入，金属の遊走，アレルギーなど，昔からいくつかの説があったが，たしかにオールセラミックスクラウンに置き換えることにより徐々に消退することがある．黒変は問題ないことを説明しても患者の不安が消えない場合は補綴物の交換を考えてもよいだろう．

　メラニン色素の沈着であれば細胞基底層の上なので，フェノールアルコール法により歯肉を壊死させて除去することが可能であるが（図1-74），本法は金属による着色には適していないという見解が多い．

9）歯冠色材料の破損

(1) リペアという方法

　歯冠色材料を使用した補綴物である前装冠やジャケット冠などは破損することがある（図1-75, 1-76）．歯冠色材料は審美性が求められる部位に使用されるため，それが破損することは審美性が失われることでもある．補綴物が破損した場合の治療の原則は除去，再製作であろう．しかし，われわれはリペアという方法も有している．審美性が失われた状態で来院した患者は「今後この歯がどうなるのか」「いつ審美性が回復するのか」不安な状態であろう．もし直接法で補綴物のリペアを施し，即日に審美性が回復されたならば，患者から高い評価が得られることが多いのではないだろうか．

　破損した前装冠が大きなブリッジの一部であった場合，除去，再製作は患者，術者双方に大きな負担となる．また支台歯が生活歯であれば，除去することは健全歯質を削除し，歯髄にダメージを与えることになる．そのような症例にリペアで対応することはMI（Minimal Intervention）を実践することに他ならない．リペアは診療の王道ではないかもしれないが，決して姑息な手段ではなく，患者，術者双方にとって有益であることも多いと考える．

(2) リペアの本質

　破損する補綴物の多くは前装冠，ジャケット冠，ラミネートベニアであろう．そしてそれらに用いられている材質はシリカ系セラミックス（ポーセレンなど），金属酸化物系セラミックス（ジルコニアなど），硬質レジンやその派生材料（ハイブリッドセラミックスなど），金属のいずれかである．つまりセラミックス，硬質レジン，金属，そして歯質に対する対処法さえ知っており，それに必要な材料をそろえておけば，いかなる歯冠補綴物がどのような壊れ方をしても対応が可能となる．さらに言及すればシリカ系セラミックスと硬質レジンに対する対処法は同一なので，必要な知識と材料は思ったほど多くはない．

　リペアには破折片を接着する症例と（図1-77, 1-78），実質欠損部に歯冠用硬質レジン（または充塡用コンポジットレジン）を築盛する症例が存在する．築盛するレジンはもちろんであるが，破折片を接着する症例に使用する接着材もレジン系材料なので，リペアとは破折面をレジンが接着できるように改質し，そこにレジン（ボンディング材を含む）を接着させる治療に他ならない（表1-9）．

(3) リペアに必要な材料

　金属に接着する材料は接着性レジンセメントである．リペアにはスーパーボンドが

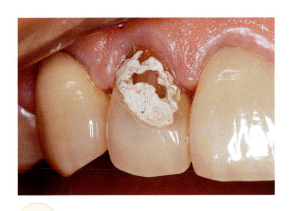

図1-75　ポーセレンジャケットクラウンの破損.

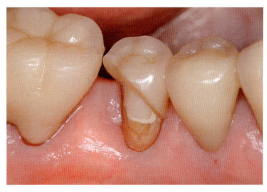

図1-76　ハイブリッドセラミックスの破損.

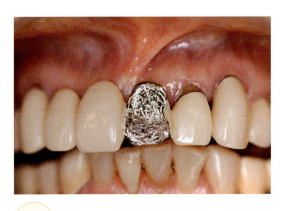

図1-77　ポンティック前装部が剥離.

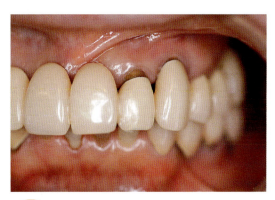

図1-78　破折片（脱離片）を接着した.

表1-9　レジンが接着するように破折面を改質する

破折面	レジン（ボンディング材を含む）をつけるための処理材
ポーセレン	シランカップリング剤
硬質レジン系	シランカップリング剤
ジルコニア	ジルコニア用プライマー
金属	メタルプライマー
エナメル質	CR充塡用正リン酸
象牙質	CR充塡用デンチンプライマー

第1章 クラウン装着後のメインテナンス

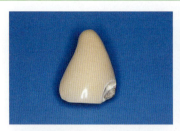
a. 破折面に露出しているのは金属と硬質レジンである.

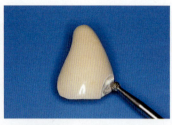
b. 金属面を一層削除することにより新鮮面を露出させる.

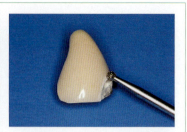
c. 硬質レジン面も一層削除し，フィラーを露出させる.

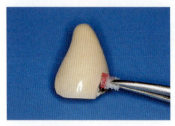
d. CR充塡用正リン酸で洗浄し，十分に水洗する.

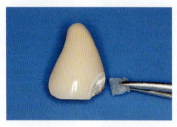
e. 金属面にスーパーボンドVプライマーを薄く塗布する.

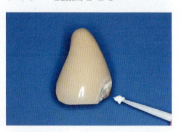
f. 金属面にスーパーボンドオペークアイボリーを筆積みする.

図1-79 硬質レジン前装冠のリペア：前装部が破損し，金属が露出した場合

適している．金属色の遮断にはオペーク色であるポリマー粉末オペークアイボリー，破折片を接着するのにはポリマー粉末筆積クリアが適している（症例によって異なる）．

シリカ系セラミックスおよび硬質レジン系の材質はシランカップリング剤（例：スーパーボンドPZプライマー）を用いてシラン処理を施すことにより，スーパーボンドが接着できるようになる．

破折片が存在しない，または存在しても使用しないほうが良好な審美性が得られそうな症例では，レジンを築盛することにより形態を回復する（図1-79a～g，1-80a～g）．充塡用のコンポジットレジンは透明感が強すぎるため，築盛後に暗く見えてしまうことがある（p.18,「歯頸部マージンが露出したとき」を参照）．その点，歯冠用硬質レジン（補綴物製作用）は透明感が低く，リペアに適している．ただし切縁の破損には透明感が強い充塡用コンポジットレジンも使用できる．

ジャケットクラウンやラミネートベニアの破損では，被着面が歯質となることもある．通常のコンポジットレジン充塡と同様に，エナメル質には正リン酸によるエッチングを，象牙質にはデンチンプライマー処理を施し，レジンであるボンディング材が接着する歯面に改質する（図1-81a～g）．

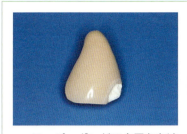
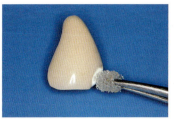
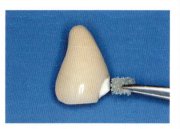

g. スーパーボンドで金属色を遮断した．

h. 硬質レジン面にシランカップリング剤を塗布する．

i. 全体にボンディング材を塗布する（必須ではない）．

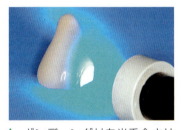
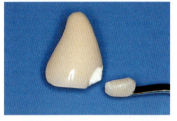
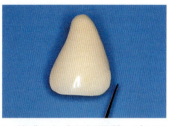

j. ボンディング材を光重合させる．

k. 歯冠用硬質レジンを密着させながら築盛する．

l. 築盛した歯冠用硬質レジンの形態を修正する．

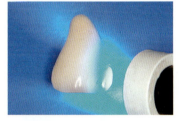
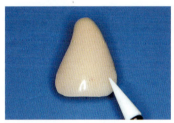
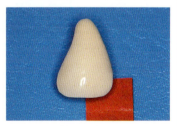

m. 光照射により歯冠用硬質レジンを重合させる．

n. 形態修正を行う．

o. リペア部で誘導しないように咬合を調整する．

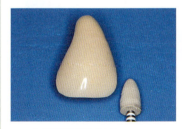
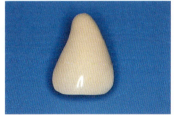

p. 十分に研磨を行う．

q. リペアが終了した．

図 1-79　硬質レジン前装冠のリペア：前装部が破損し，金属が露出した場合

第1章 クラウン装着後のメインテナンス

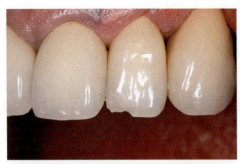

a. 切縁のポーセレンがシェル状に破損した．

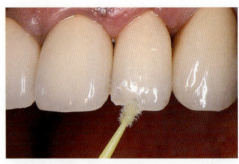

b. 正リン酸洗浄，シラン処理，ボンディング．

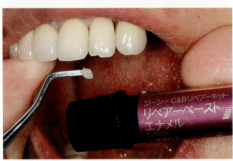

c. 切縁には透明感の強いレジンが使用できる．

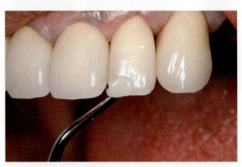

d. 切縁なら充填用 CR でもよいだろう．

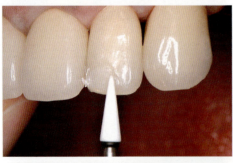

e. 光重合させ，形態を修正する．

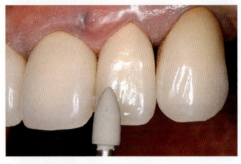

f. 十分に研磨を行う．

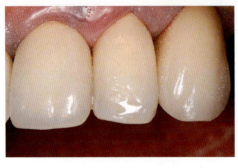

g. 即日にリペアが終了した．

図 1-80　メタルセラミックス（メタルボンド）のリペア：ポーセレン層内での破損

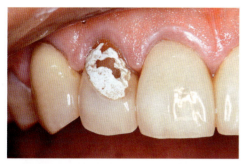

a. ポーセレンジャケットクラウンの唇側が破損.   b. 接着材を削除し，ベベルを形成する.

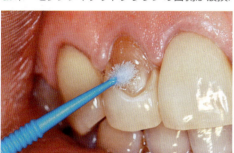
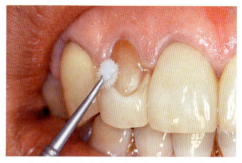

c. 象牙質にCR充填用デンチンプライマーを塗布する.   d. ポーセレンをシラン処理し，全面にボンディング材を塗布して光重合させる.

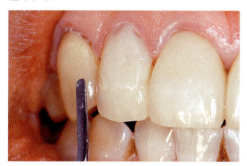
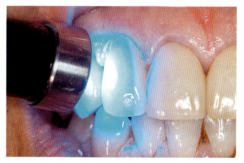

e. 歯冠用硬質レジンを築盛する.   f. 光照射し，歯冠用硬質レジンを重合させる.

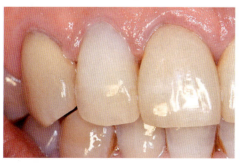

g. 形態修正と研磨を行い終了.

図1-81 ポーセレンジャケットクラウンのリペア：接着材と象牙質が露出

4 ブリッジや連結冠のトラブル

1）支台歯のうち 1 歯のみの抜歯が必要になったとき

(1) ブリッジ

　支台歯の 1 歯を抜歯してもブリッジ，またはブリッジの一部を温存できるのは抜歯該当歯がブリッジの端にある場合だろう（図 1-82）．仮に端に存在する支台歯を抜歯してブリッジやクラウン（ブリッジを切断して抜歯）を温存できても，新たに生じた欠損部は有床義歯かインプラントで対応するしかなくなる症例も多いだろう．

　必要最小設計よりかなり多くの歯を支台歯として使用した症例なら，端以外の支台歯の抜歯もあるかもしれない．しかしブリッジを設計するときは不必要に支台歯数を増やさないのが一般的なので，いずれかの支台歯を抜歯すれば，残存歯はブリッジを支えきれなくなると予想される．よって支台歯の抜歯が必要になった症例では当該ブリッジを除去し，新たな欠損補綴に移行するのが一般的だろう．

(2) 連結冠

　歯には歯根膜被圧縮分の生理的動揺があり，これが緩圧などの役に立っている．連結冠を装着する症例ではこの利点を半ば捨てることになるので，歯の連結はそれ以上のメリットがある場合に限られる．そして連結理由の多くは歯の動揺固定，または偏心運動で生じる応力の分散だろう（図 1-83）．つまり連結冠の内の 1 歯が抜歯となれば，ただでさえ負担能力に疑問がある残された歯に今まで以上の応力が作用することになる．さらに連結された隣在歯の抜歯により，残された歯が有床義歯の鉤歯になることもある．連結冠の内の一部が抜歯になった場合には残された歯に作用する応力に配慮し，必要なら咬合調整や暫間固定などで対応する．

2）支台歯のうち 1 歯のみ冠が脱離（剥離）したとき

　前項で述べたとおり，歯には生理的動揺が存在する．本来は個々に動揺できる歯を連結してしまったブリッジや連結冠は，単冠より補綴物の剥離が起きやすいと考えた方がよい．単冠であれば完全剥離したら脱離してくれるので患者が自覚できるが，ブリッジや連結冠の一部支台歯の剥離は患者が気づかない場合が多い．患者が補綴物の浮き上がり感を自覚してくれることもあるが，気づかなければ支台歯に巨大なう蝕が形成されるまで放置されることがある（図 1-84）．リコール時には触診によりブリッ

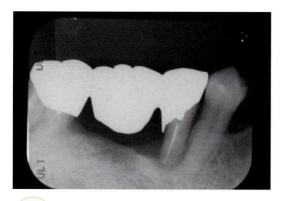

図1-82 5⏌を抜歯してもブリッジの一部である7⏌は温存できる．

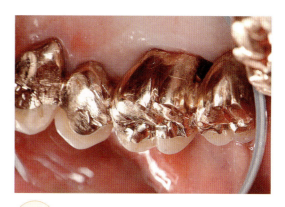

図1-83 歯周病対策と応力分散のための連結冠．

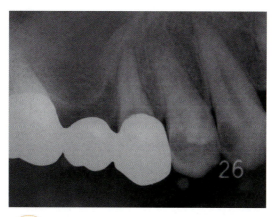

図1-84 無症状のまま5⏌に巨大なう蝕が形成された．

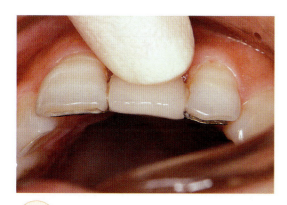

図1-85 接着ブリッジの片側支台装置が剥離している．

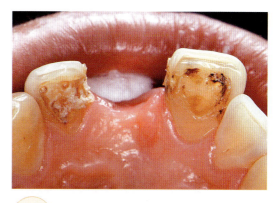

図1-86 形成量を節約したはずが大きなう蝕に．

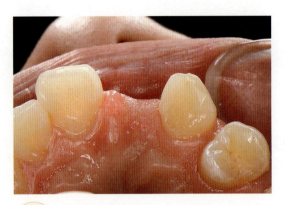

図1-87　形成は基底結節のレッジのみの接着ブリッジだが，通常はこれでは剥離する．

ジや連結冠の剥離を検査するが，濡れた状態で補綴物を押すと，歯頸部から唾液や気泡が排出されることにより剥離に気づくこともある．

　たとえば前歯部の接着ブリッジであれば，剥離により生じた空間を清掃し，支台歯と補綴物の間に接着性レジンセメントを流すことも不可能ではないが，多くの場合は奏功しないので除去することになるだろう．

　支台歯に全部被覆冠が装着されていれば，たとえブリッジや連結冠でも剥離する症例は少ない．しかし支台歯形成量を節約した接着ブリッジでは維持力が小さいため剥離する可能性は全部被覆冠より高い．筆者も，接着ブリッジの片側脱離により巨大なう蝕が形成された症例をいくつか見ている（図1-85, 1-86）．MIの観点から形成量を節約したはずの接着ブリッジ支台歯に巨大なう蝕が生じてしまうのは本末転倒である．接着ブリッジの維持力はある程度接着性レジンセメントに依存するが（図1-87, 1-88），たとえば前歯部であれば基底結節にピンホールを形成するなどして（図1-89, 1-90, 1-91），容易には剥離しないようにするのが大切であり，そのためには接着ブリッジといえども多少の歯質削除はやむを得ないと考える．

3）不定愁訴

　筆者はクラウンブリッジ講座の出身だが，その講座では「連結冠やブリッジには気をつけろ」と教わった．前述のように連結冠やブリッジは個々の歯の生理的な動揺を阻害するものであり，それに起因した一部の剥離や，剥離による巨大なう蝕の生成の可能性が「気をつけろ」の一因である．また連結冠やブリッジ中の一支台歯に動揺などの異常が起きてもそれが表面化しないのも問題点である．

　下顎正中を含んだ大きなブリッジ，インプラント，連結冠では特に注意が必要であ

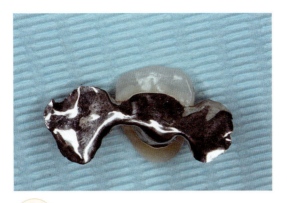

図1-88 図1-87の症例では接着のみに依存した接着ブリッジとなる.

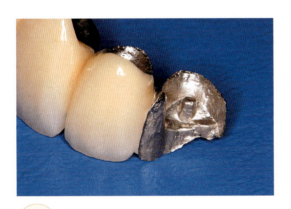

図1-89 ピンホールとピンは大きな維持力を生む.

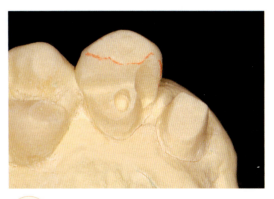

図1-90 隣接面のう蝕を除去しながらブリッジ連結部に金属の厚みを確保.

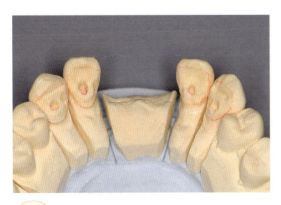

図1-91 ピンホールは新品のカーバイドバーで慎重に形成する.

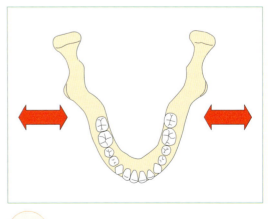

図1-92 人間の体はフレキシブルにできている.

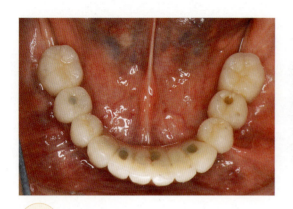 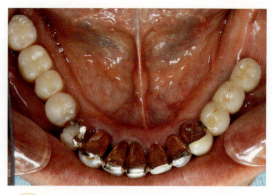

図1-93　下顎骨の変形を妨げるインプラント．　　図1-94　下顎骨の変形を妨げるブリッジ．

る．下顎骨はフレキシブルで開閉によりたわみが生じ，開口により幅が減少するが，その大きさは第一大臼歯間で約0.3〜0.4mmとされている[1,2]（図1-92）．この際の下顎骨の変形は主に前歯部付近に生じると予想されるが，下顎正中を含んだ大きなブリッジ，インプラント，連結冠が装着されているとこの変形が妨げられる（図1-93, 1-94）．中原[3]はこれに起因する不定愁訴の発現を報告している．視診，触診，エックス線診査などによって何も原因が発見できない不定愁訴に対しては，連結冠やブリッジが原因となっている可能性も考えるべきだろう．

　これに対する対応は難しく，補綴物の除去は試験的であることや，除去後は有床義歯による補綴となる可能性があることなどを説明し，患者の相当の理解と協力が必要となるだろう．

（高橋英登）

文　献
1) 原佳代子，小野圭昭，権田悦通：下顎運動に伴う下顎骨弓幅径変化について．歯科医学，64（3）：271-282，2001．
2) 長谷川嘉平：下顎運動時の下顎骨弓幅径の変化に関する研究．日本補綴歯科学会雑誌，37（2）：284-295，1993．
3) 中原　泉：永久歯列の生理的成長変化—固定性ブリッジへの警鐘．日本歯科評論，No.676：153-158，1999．

第2章 部分床義歯のメインテナンス

1 はじめに

　部分床義歯が装着された患者は，天然歯あるいは歯冠修復された歯と人工歯と義歯床ならびに維持装置などが混在した口腔内になる．さらに近年はインプラントが混在する症例も少なくない．装着後多くの患者は義歯に順応し，あるいはあきらめて使用していることにより，口腔内や機能に問題を感じず，過ごしていることも多い．しかし，部分床義歯に動揺や不適合が生じていると支台歯や残存口腔内組織に悪影響を及ぼすことは容易に想像ができる．また，人工歯は使用する素材により経時的な差はあるにしろ，必ず咬耗する[1]ものであるから放置しておくと残存歯への負担過重が生じたり，咬合のバランスを崩していくことになる．さらに口腔内や義歯の清掃が悪ければ，義歯を装着していない人に比べ，格段に口腔内の汚れがひどくなる．つまり，部分床義歯を装着している患者のメインテナンスにおいては，単に歯周管理[2]やPMTC[3]を行うだけでは取り返しがつかない治療過誤となる．

　また，部分床義歯を製作する時点で残存歯に不安はあるが，患者の希望により残存歯の処置を望まない場合や，すでに装着されている修復物を再製作することにより，抜歯に至ってしまう症例もある．そのような場合，義歯による残存歯の二次固定を考慮する必要もあるが，義歯自体の安定が前提であり，部分床義歯を全部床義歯への移行義歯にせず，最終補綴装置となる設計方針も必要であるが，予想される口腔内の変化に対応できる設計も必要である．このように種々異なる義歯装着後の口腔内だが，大切なのは義歯の安定と残存歯の保全と咬合のバランスが義歯装着当初を維持し続けるようにメインテナンスを行うことである．もし，義歯や残存歯等の口腔内状態が変化した場合は早期に修復し，バランスを取ることが大切である．そのためには定期的なメインテナンスによる口腔内のチェックが必要である．本項では，基本的な部分床義歯装着患者のメインテナンスと，義歯や残存歯にトラブルが生じたときの対応について述べる．

2 基本的なメインテナンス

　定期的なメインテナンスにより部分床義歯装着時の口腔内を維持し，患者と術者の良好な人間関係が保持できる．このことは医療人として大切な事項の一つである．下記にメインテナンス時のチェック項目を列記する．

1) 口腔内軟組織

　義歯床下粘膜，残存歯周囲，床辺縁部，舌，その他口腔内軟組織に悪性腫瘍などの兆候がないことを確認する．もし，通常と異なる所見がみられた場合（図2-1）は口腔外科等の専門施設を紹介し，精検を依頼することが大切である．検査の結果，異常所見がなければ幸いであり，10人の検査で1人でも初期発見ができることは，かかりつけ歯科医師として重要な職務である．

2) 残存歯の歯周組織

(1) ブラッシングの確認（Plaque Control Record：PCR）

　基本的には全ての残存歯を近心・遠心・頰側（唇側）・舌側の4ブロックに分割し，歯頸部歯面に付着した歯垢を，歯垢染色剤で染色することで確認する（図2-2）．このPCR[4]で注意することは患者に汚れやすい箇所を認識させることである．本来のPCRは歯垢が付着していたブロックの数を全体のブロック（残存歯数の4倍）で割ることで，個人のPCRを出し，一般的には20％以下を目標とし，刷掃指導を行うものであるが，鏡を見ながらヘッドの小さな歯ブラシを用い，ピンポイントでブラッシングを行うには，かなりのモチベーションが必要である．歯周科や歯科衛生士には叱られそうだが，一般的な患者にはなかなか期待できない．そこでPCRで，汚れやすい義歯床と支台歯の境等（図2-3）を患者に確認させ，そのような部位にはヘッドの小さな歯ブラシによるブラッシングを指導するが，ブラッシングのしにくい根面板（図2-4）や口腔全体的には，ヘッドの大きな歯ブラシの方が毛先のどこかが歯面に触れ，効果があるようである（図2-5）．

(2) スケーリング

　メインテナンスにおけるスケーリングでは歯周病に対する処置というより，歯肉縁下のプラーク，歯石の除去を行いながらポケットの深さを確認している（図2-6）．特に

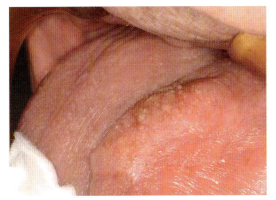

図2-1 メインテナンス時には口腔内に異常所見がないかを確認する．舌にみられた変異部の細胞診等を行うことも大切である．

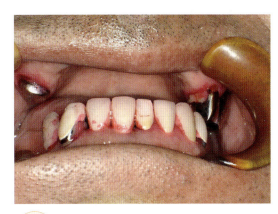

図2-2 歯垢染色剤で染色し，患者に汚れやすい箇所を認識させる．

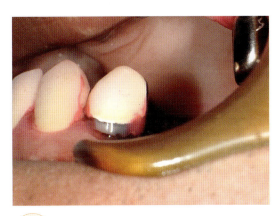

図2-3 義歯床と支台歯の境は特にプラークが付着しやすい．

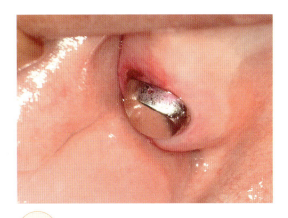

図2-4 根面板のブラッシングは困難である．

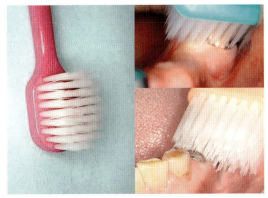

図2-5 ヘッドの大きな歯ブラシは手鏡を見ながらブラッシングをしない患者には有用である．

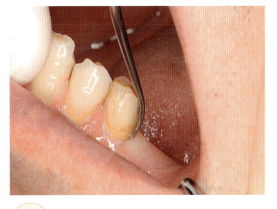

図2-6 ポケットの深さやプラークを確認する．

支台歯は負担が大きいとポケットも深くなりがちなので，注意が必要である．汚れが強い部位は患者に確認させることも大切である．セメント除去用探針をメインテナンスの基本器具の一つにして，スケーリングに使用すると便利である（図2-7）．もちろん，歯肉が発赤し歯周炎が生じている場合はキュレット等により，積極的な歯周処置を行うが，その際は一週間後の再来院を患者に指導し，コントロールすることも大切なメインテナンスである．

（3）機械的歯面清掃

スケーリング後の歯面を回転ブラシと歯磨剤により研磨を行い（図2-8），滑沢にしてプラークの再付着を防止すると共に患者に爽快感を与え，再来院を意識させる．

3）残存歯の状態

天然歯列に比べ複雑な義歯が装着された口腔内は食物残渣が停滞しやすく，残存歯のう蝕罹患率は増加する[5]．支台歯は他の残存歯よりその比率が高く，特に補綴側隣接面に生じる義歯とのスペースが大きな誘因となる．

スケーリングをしながら残存歯質のカリエス罹患，クラウンマージン部の二次カリエス等の確認を行う（図2-9）．特にレスト座やクラスプ鉤尖付近，義歯床に接している歯面には注意が必要である（図2-10）．着色や初期のカリエスであれば処置をせず，患者に確認させ，メインテナンスごとに再確認を行いながら進行状況により処置を行う．

また，残存歯や支台歯の動揺も手指で確認し異常を感じた場合は咬合，義歯の適合等注意深く確認し，対応処置が重要なメインテナンスとなる．義歯装着当初から状態が悪く，患者の希望で保存し，義歯による二次固定を行っている残存歯は義歯の不適合，義歯着脱時のガイドや咬合のバランスが損なわれていると良好な経過は望めないので注意が必要である．

4）義歯の適合

義歯の安定がよく咬合のバランスがよい義歯は，義歯床下の顎堤吸収の進行は非常に遅い[1]．バランスを崩しているときは義歯の動揺，歯槽堤の吸収と悪循環が生じ不適合の進行は早いので，その際は咬合関係や義歯の把持・維持状態の確認も大切である．

義歯の適合を確認する際はフィットチェッカー等の粘膜適合診査材を用い，レストや歯根膜支持部を手指により圧接し診査材の厚みを確認する（図2-11）．その際，人工歯部等の粘膜負担部分を圧接すると，義歯床が適合しているように診査材が薄くなり，

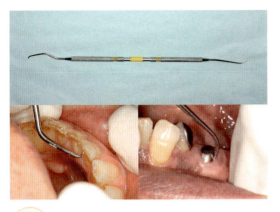

図2-7 両刃のセメント除去用探針は簡単なスケーリングには便利である.

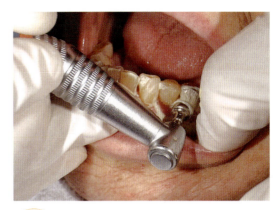

図2-8 メインテナンスの基本的事項の一つにPMTCがある.

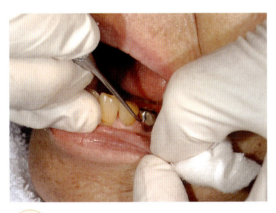

図2-9 スケーリング時にクラウンマージン部等の二次カリエス有無の確認も行う.

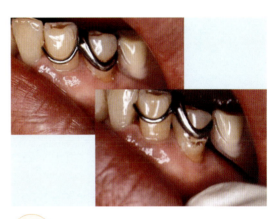

図2-10 維持装置近辺のう蝕罹患にも注意が必要である.

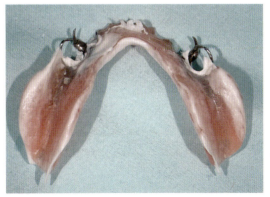

図2-11 義歯粘膜面の適合状態を確認する際はレスト等,歯根膜支持部を圧接して粘膜診査材の厚みを確認する.

適合状態を間違えるので注意が必要である．

5）咬合の確認

　人工歯は必ず咬耗するものである．もし，残存歯同士が咬合している口腔内であれば，タッピングさせ指先の触診により残存歯の咬合の強さを確認する（図2-12）．さらに咬合紙の引き抜きにより人工歯の咬合状態を確認し，バランスが悪いときには人工歯咬合面の新鮮面を出し，常温重合レジンを盛り，咬合させ調整を行う．その際，機能咬頭のみに盛ると側方運動時の咬合調整が少なくてすむことが多い（図2-13）．側方運動時も残存歯同士が強くガイドしていないかの確認が大切である．しかし，人工歯のガイドを強くすると義歯に不利な動きとなるので，残存歯に犬歯誘導があれば人工歯は中心咬合時のみ咬合させ，側方は離解咬合に調整すると義歯が安定する．多くの場合は残存歯が人工歯よりわずかに強いグループファンクションになるよう調整するとよい．硬質レジン歯の場合は，咬合面の新鮮面にプライマーを塗布して（図2-14）から常温重合レジンや硬質レジンを盛り調整を行うとよい．レジン歯は咬耗が速いので，よく咬む症例ではメインテナンスごとに常温重合レジンを盛ることが多い．

6）義歯の確認

　まずは，義歯の清掃状態を見る．汚れやすい支台装置部，下顎前歯部舌側部，上顎臼歯頰側部を患者と共に確認する（図2-15）．次に亀裂や欠けが生じていないかをチェックし，生じていた場合は原因を確認することが大切である．原因の多くは義歯の不適合か咬合のバランスが崩れている場合が多いので，それぞれの調整を行う必要がある．また，適合の検査と重複するが維持力が強すぎないか，義歯に動揺がないかを確かめることが大切である．メインテナンス時には最後にレーズ研磨を行い（図2-16），患者さんに爽快感を与えると再来院の意識が高まる．

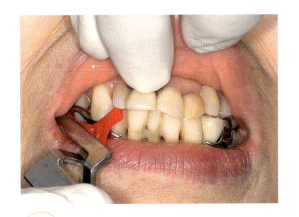

図2-12 触診により残存歯の咬合強さを確認する.

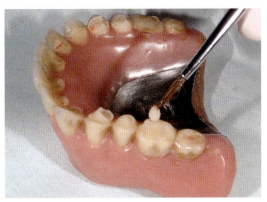

図2-13 人工歯の機能咬頭を常温重合レジンにより再構築する.

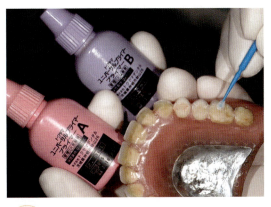

図2-14 硬質レジン歯の再構築にはプライマー処理を行ってから築盛する.

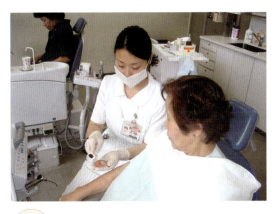

図2-15 義歯の汚れを患者に確認させ，清掃を指導する.

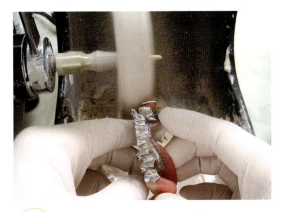

図2-16 義歯メインテナンスの最終研磨にレーズ研磨を行う.

3 トラブルへの対応

1）口腔内と義歯の清掃が悪いとき

　何度言ってもブラッシングの悪い患者はいる．おそらく筆者の指導が悪いのである．このような患者の多くは，「おかしいな，磨いているのにやり方が悪いのかな」と言うのがほとんどである．予防歯科的にはブラッシングは頭が小さな歯ブラシを用い，鏡を見ながら歯列の微細部に毛先が当たることを指導するようであるが，筆者の経験では9割の患者は鏡を見ず，行っているのが現実である．筆者も鏡を見てはいないので患者指導が上手くできていないが，頭の大きな歯ブラシ（図2-17）によるブラッシングを基本とし，メインテナンス時に汚れがみられる箇所を患者に自覚させ，小さなブラシによる部分的な刷掃指導を行っている．また，義歯に付着するプラークがある場合は汚れた義歯を患者に確認させ，清掃を促すことが大切である．食後に食器を洗うのと同様に義歯も洗うことを指導すると，患者の理解が得られやすい．さらに義歯の人工歯歯頸部などが汚れやすい場合は，審美性に影響しない部分であれば（図2-18），凹凸を修正し清掃性を高めると効果的である（図2-19）．シンプルな洋食器が洗いやすく，芸術的な和食器が洗いにくいのと同様である．患者指導を十分に行えばよいのかもしれないが，基本的には患者はあまり丁寧に義歯を取り扱わないものとして，種々の考慮をするのがよいと考える．また，現在は患者指導という表現を否定しているようだが，時として愛情をもってきつく指導することが患者の良好な術後経過を得るためには必要であると思う．

2）支台歯が動揺しているとき

　種々の原因が考えられるが，咬合が強い場合，義歯により動揺させられている場合，歯周病が進行している場合等が考えられる．支台歯にはレストや誘導面など義歯に加わる機能力が直接伝わるので適正な義歯の設計が重要となる．義歯の適合が悪く義歯床に動揺が生じたり，咬合のバランスが悪ければ，支台歯の負担は大きくなり動揺をきたす原因となる．

(1) 咬合が原因と思われる場合

　まず，人工歯の咬耗を確認し，摩耗しているようであれば常温重合レジン等により人工歯を再構成する必要がある（図2-20）．さらに側方運動時に支台歯に強いガイドがあ

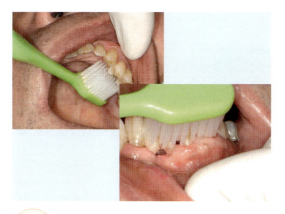

図2-17 頭の大きな歯ブラシは高齢者や鷹揚な患者には効果的である．

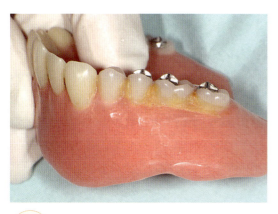

図2-18 義歯の臼歯部歯肉形成によりプラークが付着しやすくなる．

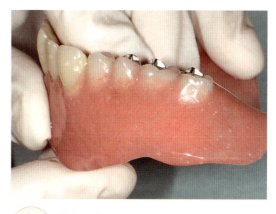

図2-19 義歯臼歯部研磨面は歯肉形成より清掃性を重視する．

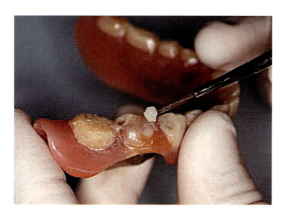

図2-20 20年以上使用している義歯だが，咬合面は常温重合レジンにより定期的に構成している．

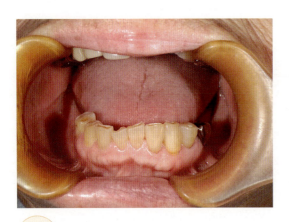

図2-21 遊離端欠損症例の口腔内.

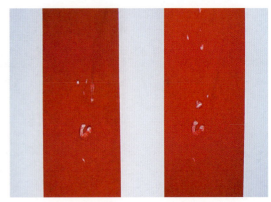

図2-22 義歯装着時の咬合調整は問題ないが，無装着時に直接支台歯の咬合接触が強くなる.

れば削合調整する必要もある．安易に支台歯のみを削合だけすると長期良好な経過を得るのがむずかしくなる．また，義歯に変化がなく人工歯に咬耗がない場合は，患者が義歯をあまり使用していない可能性も考慮する必要がある．図2-21の症例は下顎ケネディー1級の症例であるが，右側の第二小臼歯に動揺がみられるが，義歯を装着させて咬合を確認すると特に問題がなかった（図2-22）．小臼歯での咬合が維持されている場合，食事中は基本的に使用を好まない患者もいるので，このような場合は義歯未装着時の残存歯の咬合状態を再確認し，動揺歯の咬合を弱めておく必要もある（図2-23）．このような患者に著者は，義歯の使用を指導するが，とりあえず食事以外のときに残存歯を守るために義歯を装着し，慣れていくことを指導している．

(2) 義歯が原因と思われる場合

　義歯の着脱がきつく支台歯に負荷が強いと思われる場合，動揺度1，2程度であればクラスプの鉤尖を開くのもよいが，不適合にするだけなので，鉤尖部直上の支台歯の豊隆を削減し，アンダーカット量を減らすのも得策である（図2-24）．支台歯の動揺が少し大きいようなら，クラスプを撤去し，義歯の着脱方向に合わせた歯面を形成し，把持機能により義歯の維持を持たせるのも支台歯の負担が軽減される（図2-25）．また，床縁が歯頸部に沿っているか，歯頸部とわずかな隙間がある床縁の設計がなされている辺縁歯肉は悪化している場合が多い．義歯には咀嚼圧が加わるので，義歯床縁の設定が残存歯の歯周状態に大きく影響し，残存歯の動揺に起因することもある．このような場合，義歯床縁を辺縁歯肉から可及的に離す（3mm以上離す）（図2-26）．または，辺縁歯肉を被覆する場合は支持を確実に求め，歯頸部をリリーフする必要がある[6]（図2-27）．

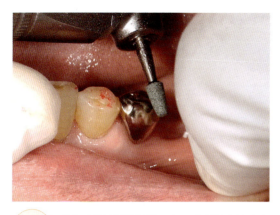

図2-23 義歯の使用が積極的でない患者は直接支台歯の咬合接触を弱くする必要もある.

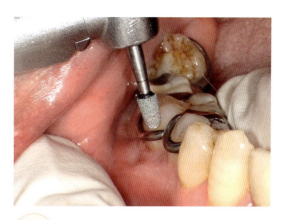

図2-24 クラスプ上部の支台歯の豊隆を削合しクラスプの維持力を調整する.

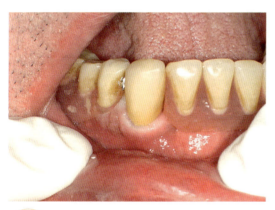

図2-25 孤立歯の近遠心舌側面に誘導面を付与し,義歯による把持効果も与える.

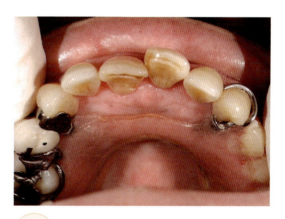

図2-26 可能であれば,義歯床縁は可及的に支台歯辺縁歯肉より離す.

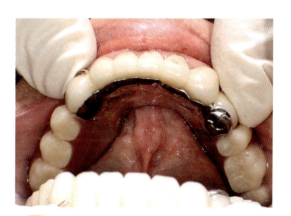

図2-27 義歯床縁が残存歯歯頸部を覆うときは,歯頸部のリリーフを行う.

義歯が機能時に動揺しているようだと支台歯の動揺を助長するので，義歯の適合や咬合の確認は同時に行い義歯全体のバランスを取る必要がある．義歯が支台歯の歯周組織に悪影響を与えず，機能時に義歯が動揺しなければ，義歯による悪影響はほとんどないと考える．

(3) 歯周病が原因と思われる場合

上記の咬合と義歯の対応では回復が望めそうもない場合は，歯周外科的処置を行うのが基本かもしれないが，義歯装着患者には良好な術後が望めない場合もある．このようなときは歯冠部を削除し，臨床的歯冠歯根比を改善する必要がある．その際，根面板を装着するが根面板の側面に立ち上りを強くすると，義歯による側方力を回避できないので注意が必要である（図2-28）．さらに根面形成を行う際には歯肉溝底まで形成し，歯肉ポケットの掻把を行うとよい（図2-29）．また，保険外治療であれば磁性アタッチメント[7]の適用は義歯の着脱に影響されず，支台歯の負荷も少なく義歯の維持源になる（図2-30）．

もし，支台歯に隣接する歯があれば2歯を連結固定するのも効果がある．その際，冠を除去したり支台歯形成を行うことによりリスクが生じそうな歯の場合は密接している近遠心部を形成し，クラスプ線をコの字に屈曲し，接着性の常温重合レジンを用いて両歯を連結固定するとよい（図2-31）．もちろん，形成した部分を印象採得し，鋳造インレーにより連結固定を行うこともある．

どのような対応をするにしても，歯周状態の不良な歯には同時にキュレット等の歯周処置は常に行う必要はある．

3）前処置をした支台歯がカリエスに罹患していたとき

補綴前準備として，支台歯にレスト座やガイドプレーンをエナメル質内に形成する場合が多いが，これらの形成面には歯小皮も観察され，組織学的にはう蝕に罹患しやすくなることはないと報告されている[8]．しかし，清掃が悪ければ維持装置付近の形成面に食物残渣が必然的に停滞し，支台歯がカリエスに罹患したり形態も変化する．このような場合はコンポジットレジンで維持装置に適合するように修復するか（図2-32），歯冠補綴を行い，同時に歯冠に適合する維持装置も製作し，歯冠補綴装置装着と同時に維持装置も交換し，義歯修理を行う．

また，歯冠補綴を行っていた支台歯に二次カリエスを発見した場合は，装着したクラウンを再製作すればよいが，使用している義歯への対応が困難になる場合や，クラウンを撤去することにより抜歯になる可能性が高い場合は充填処置を行うことがよい場合

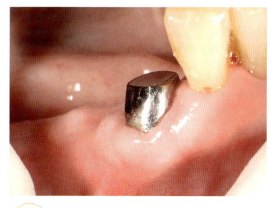

図2-28 側壁の高い根面板は側方圧を受け負担が大きい.

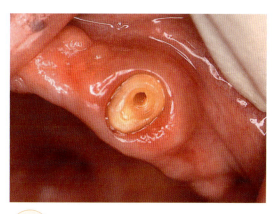

図2-29 ポケットの深い支台歯の形成は歯肉溝の搔把を兼ねる.

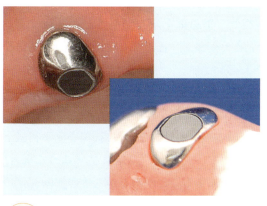

図2-30 顎堤の形態に適応した磁性アタッチメントは支台歯に優しい.

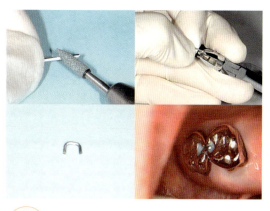

図2-31 クラスプワイヤーと接着性レジンにより動揺歯を固定する.

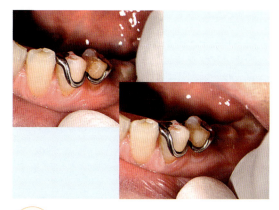

図2-32 支台歯の小さなう蝕はレジン修復で形態を維持する.

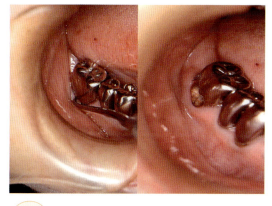

図2-33 歯冠補綴された歯頸部の二次カリエスは明確に露出し,除去する.

第2章　部分床義歯のメインテナンス

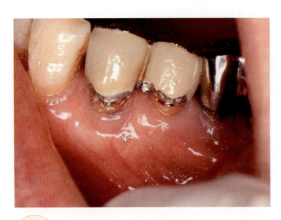

図2-34　補綴前装された歯頸部二次カリエスも確実に除去する.

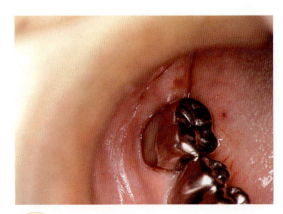

図2-35　レジン充填により二次カリエスを修復する.

が多い．その際，しっかり罹患部分を直視し，罹患部を除去することが大切である（図2-33, 34）．そのためにはクラウンを大きく削除し，罹患部を露出させ，充填処置を行うことが術後経過をよくする（図2-35, 36）．

　また，支台歯の負担軽減や固定を目的として，隣在歯と補綴装置により連結固定する場合がある．しかし，連結固定した支台歯のうち1歯が予後不良となり，抜歯が必要となることも経験する（図2-37）．使用している義歯が良好な場合，抜歯を兼ね補綴装置を除去し，再製作再補綴することが最善な方法でない場合もある．このような場合，補綴装置をそのままにし，患歯の歯根のみを抜去することがあるが，その切断部位の形態修正は困難であり，食物残渣の停滞や，舌感不良，審美的問題などが生じやすい．

　そこで，補綴装置を除去することなく，歯根のみ抜去を行った切断面に，通常薬等で用いるカプセルとコンポジットレジンを用いて，直接法でポンティック基底面を製作する方法もある[9]．まず，切断面にレジン保持のためのアンダーカットを付与し，接着面の処理を通法通り行う（図2-38）．その後，歯冠径に合うカプセルを選択およびトリミングを行う（図2-39）．歯冠内部をコンポジットレジンにて充填した後，補綴物と歯肉との間にカプセルを挿入し，カプセル内面にコンポジットレジンを注入圧接し（図2-40），頰舌側から光照射を行う．重合完了後，余剰部分の削合および研磨を行い，最後に，全面を水洗し，カプセルを溶解させると良好な性状のポンティックが製作でき，義歯も従来通り使用が可能となる（図2-41）．

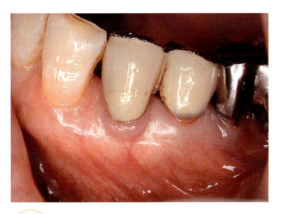

図2-36 前装部の二次カリエスもオペークを用いレジン充填により修復する．

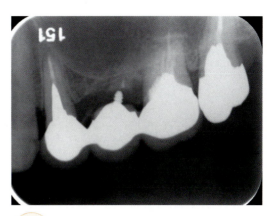

図2-37 連結された歯冠補綴の1歯に抜歯が必要となったエックス線所見．

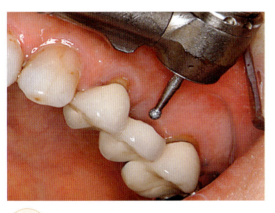

図2-38 歯根のみを除去し，切断面にレジン保持のためのアンダーカットを付与する．

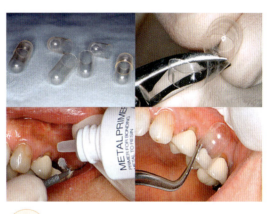

図2-39 薬局で市販されている薬用カプセルをポンティック部に適応する．

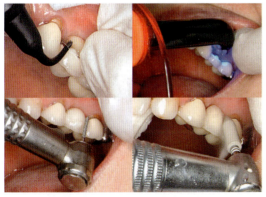

図2-40 切断面にプライマー処理を行い，適応させたカプセルを用い充填用レジンによりポンティック形態を製作する．

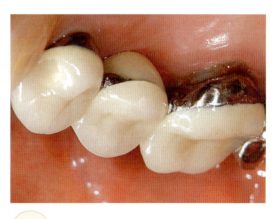

図2-41 直接法により完成したポンティック．

4）食物が咬み切れないとき

　患者さんが「野菜が咬み切れない」と訴えることがある．先にも述べたが人工歯は咬耗するものである．咬合のバランスが崩れると残存歯にも負担が増え，義歯のバランスが悪くなり種々な問題が生じてくる．そこで，咬耗した人工歯咬合面を再構成し，咀嚼機能を回復させる必要がある．メインテナンスを行う頃は患者さんも義歯に慣れ，人工歯咬合面も咬耗し，それなりに食べやすくなっているので義歯に不満を訴えることは少なく，この義歯の咬合を再構成すると患者さんが少し違和感を訴えることがあるが，長期良好な術後を得るには必要なメインテナンスである．

　基本的に部分床義歯の咬合は，①残存歯に咬合接触（歯根膜感覚）を与え，かつ全体的な咬合バランスを確認する．②残存歯のみに強い側方力や咬合圧をかけない．③粘膜負担領域の人工歯には強い側方ガイドをあたえない．④残存歯にとらわれず，咬合平面や咬合高径を適正にする．これらの調整方法は咬合の確認の項で記載してある．

　しかし，上記の対処を行っても患者さんが不満を訴える場合は，人工歯咬合面にスピルウェイを付与する[10]（図2-42）．つまり咬頭や溝を明確に付与することも効果がある．もし口腔内と義歯の安定がよければ，人工歯咬合面を金属歯に置き換えることも一つの手段である（図2-43）．

5）義歯ががたつくとき

　患者さんが「義歯ががたつく」と訴えることがある．この場合，義歯粘膜面が適合していない場合と，義歯粘膜面は適合しているが咬合のバランスが悪く義歯が動揺する場合とが考えられる．

(1) 義歯粘膜面の適合が悪い場合

　手指により義歯ががたつく原因は歯根膜支持と粘膜支持の不均正が考えられる．中間欠損症例であれば支台歯のレスト支持により粘膜面の不適合を見落とすこともある．遊離端欠損症例では粘膜負担部を圧接することによりレストを支点に義歯が回転し，粘膜面が密接し，不適合を見落とすこともある．前項でも述べたが，義歯の適合を確認する際はフィットチェッカー等の粘膜適合診査材を用い，レストや歯根膜支持部を手指により圧接し，診査材の厚みを確認する．粘膜面の不適合が確認され，直接法でリラインする場合は，リライン材を通法に従い義歯粘膜面にのせ，口腔内に圧接することになるが，この際，粘膜負担部を加圧するのではなく，歯根膜負担部つまりレストや根面板上部を加圧することが大切である．加圧に際しては患者さんに咬合させるの

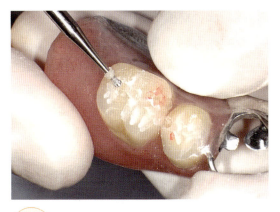

図2-42　咀嚼能率を向上させるため，人工歯咬合面にスピルウェイを付与する．

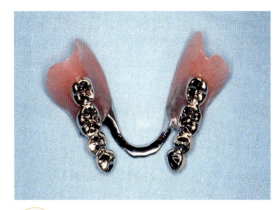

図2-43　金属歯も咀嚼能力向上には有効である．

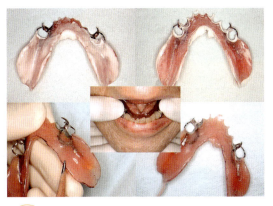

図2-44　レスト等，歯根膜支持部を手指で圧接し，義歯適合の確認やリライニングを行う．

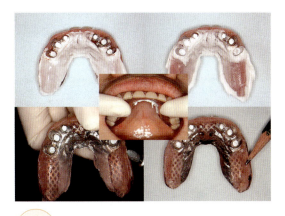

図2-45　義歯の動揺がみられなくても粘膜面が不適合な場合もあるので注意が必要である．

ではなく，術者が手指により加圧する必要がある．咬合させてしまうと咬合の不確実性により義歯が所定の位置に収まらない場合がある．リライン後に咬合調整を行うことが望ましい．リライン時には床縁の筋形成を行わず加圧のみ行い粘膜面に唾液の侵入が起こらないようにする．そのためにはリライン前に義歯床縁を鉛筆によりマークをしておき，リライン後マークまで削合し完成させる（図2-44, 45）．使用していた義歯は基本的に筋形成されており，患者さんには適した床縁形態であることが多く，マークしておくとリライン後にトラブルが少ない．リライン材や常温重合レジンの硬化時間は術者の操作により異なることが多いので，各自の操作時間を確認しておくとよい．ちなみに

著者の時間は，アンダーカットが存在する場合は2分前後で一度義歯を脱着させる操作がよいタイミングである（図2-46）．

(2) 咬合による場合

　中心咬合位つまりタッピング時に義歯ががたつくとすれば粘膜の不適合を疑うが，側方や前方運動のとき，つまり咀嚼運動時にがたつく場合は，まず人工歯が強いガイドになっていないかを確認する必要がある（図2-47）．もし，強いガイドがあれば残存歯とのバランスを取る必要がある．咬合の付与の方法は前項で述べてある．しかし，すれ違い咬合のようにどうしても人工歯のガイドが強くなる場合は，義歯が動揺しないように義歯製作時に残存歯のガイド面等の軸面を最大限に利用し，義歯の把持力を強くする必要がある（図2-48）．装着されている義歯に把持面が少ない場合は残存歯に把持面形成を行い，義歯内面に常温重合レジンを添加し，把持力を求めるとよい．さらに咬合平面を整え，義歯が側方力を受けないような咬合調整も同時に行う必要がある．

6）義歯の維持が弱くなってきたとき

　メインテナンス時に義歯の適合や咬合は問題がないが維持力が弱くなった感じがあり，患者が「義歯が緩い気がする」と訴えることがある．基本的にクラスプのように材料の弾性力やアタッチメントの物理的な摩擦力は経時的に弱くなるものである．クラスプの場合は鉤尖を絞ることにより維持力は回復する（図2-49）．しかし，サベイイングが悪く，基本的に鉤尖が支台歯のアンダーカットを抑えていず，囲繞性が得られていない場合もある．ワイヤークラスプであれば屈曲し直すことも可能であるが（図2-50），鋳造鉤の場合は破断する可能性が高いので，クラスプ修理をせざる得ない場合もある．もし，ある程度残存歯がある場合は義歯のガイド面や舌側面などに常温重合レジンを盛り，把持効果が期待できる場合も少なくない（図2-51）．しかし，この把持効果は常温重合レジンと歯面とが接することによるもので，経時的には常温重合レジンが摩耗し，効果が減少するのでメインテナンス時に繰り返す必要もある．

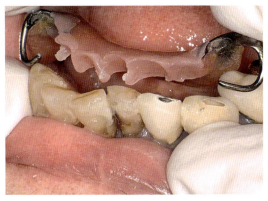

図2-46 筆積みした常温重合レジンを口腔内から撤去する各自の時間を認識しておく必要がある．

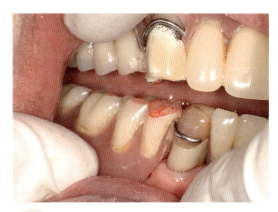

図2-47 残存歯より強い側方ガイドを人工歯に与えると，義歯の動揺を助長する．

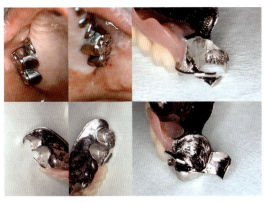

図2-48 義歯製作の補綴前処置として，支台歯に把持面を付与すると義歯の安定に有効である．

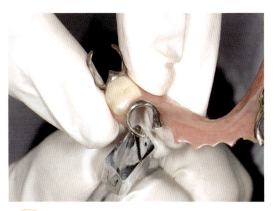

図2-49 クラスプの鉤尖を絞り維持力の回復を得る．

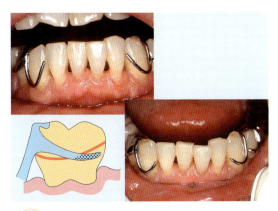

図2-50 クラスプの鉤尖は支台歯の遠心隅角を越え囲繞性を得る必要がある．

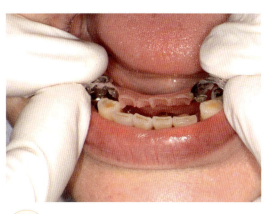

図2-51 常温重合レジンを用い，残存歯の鼓形空隙を利用すると義歯の安定が得られる．

7）義歯が破折していたとき

　義歯の破折修理は種々の本に記載されているが，原因としては義歯の不適合により歯根膜支持の部位を支点に破折が生じるか，構造的に脆弱な場合か，患者さんの取り扱いによるものが考えられる．これらの原因を改善しなければ幾度も破折を繰り返し，信用を喪失することもある．しかし，これらの原因に対処する前にまずは破折義歯を修理する必要がある．

(1) 破折面が確実に復位するとき（技工室で修理する場合）
　技工室で修理する方法は多く紹介されており[11]，参考にされるとよい．一般的には，破折した義歯の破断面を合わせ，ずれがないことを確認し，瞬間接着剤を義歯研磨面から1滴破断面に滴下し，常温重合レジンのモノマー液をその上から1滴滴下し，仮固定する．次に石膏を床粘膜面に注入し作業用模型とする．破折部位を3mm程度の幅で削除し，新鮮面を出す．修理用常温重合レジンを削除面に盛る．その後原因への対処を行う．

(2) 破折面が確実に復位するとき（チェアーサイドで修理する場合）
　破折した義歯の破断面を合わせ，ずれがないことを確認し，瞬間接着剤を義歯粘膜面から1滴破断面に滴下し，常温重合レジンのモノマー液をその上から1滴滴下し，仮固定する（図2-52）．次に義歯研磨面より破折線の上から3mm程度の幅で義歯の厚さの3/4程度削除し（図2-53），修理用常温重合レジンを盛り固定する（図2-54）．次に義歯粘膜面より同部位の破折線がなくなるまで削除し（図2-55），修理用常温重合レジンを盛り（図2-56），口腔内に義歯を戻し圧接する．その後原因への対処を行う．

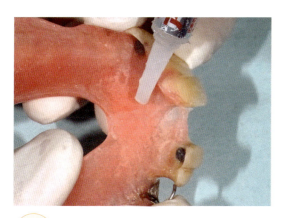

図2-52 瞬間接着剤の上からレジンモノマーを1滴たらすと硬化が速い.

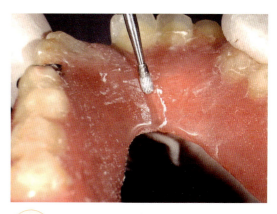

図2-53 破折部位の義歯研磨面側から破折線を中心に義歯の厚みの3/4程度を削除する.

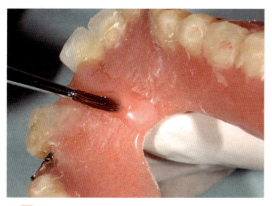

図2-54 削除量よりも少し多めに常温重合レジンを盛る.

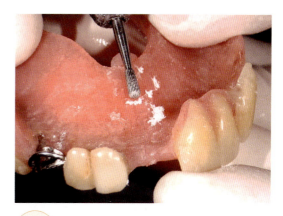

図2-55 粘膜面から破折線がなくなるまで削除する.

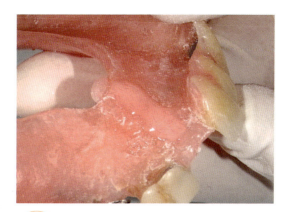

図2-56 削除した部分に常温重合レジンを盛り,口腔内に圧接し,スムーズに仕上げる.

(3) 破折面が復位しないとき

　破折した義歯の破断面が合わず，口腔外で破折修理が確実に行えない場合は，破折した義歯が口腔内で，それぞれの部位に戻ることを確認する．その際，レストや歯根膜負担部位が確実に戻っていることが大切である．破折面同士がぶつかるときは十分に破折部位を削除し，義歯を戻し（図 2-57），次に修理用の常温重合レジンを研磨面から破折部位に盛る（図 2-58）．補塡した口腔内のレジンの艶が消失した時点で，ポリエチレンシートを介在させ手指で圧接する（図 2-59）．このとき歯頸部や残存歯のアンダーカットにレジンが入り込むことがあり，硬化してしまうと外せなくなるので注意が必要である．術者の個人差と材料間の違いはあるが，レジンを盛ってから 2 分間くらい経過したら義歯をわずかに着脱させ，破折部位が動かないことを確認したら口腔内から取り出す．義歯が口腔内に戻るよう削合調整した後，義歯粘膜面から破折線を削除し，義歯粘膜面に常温重合レジンを盛り，口腔内に義歯を戻し，手指でレスト等，歯根膜負担部分を圧接しながら義歯を保持する．そして，2 分間くらい経過したら義歯をわずかに着脱させ，変形させないように注意しながら口腔内より取り出す．十分に硬化してから余剰部分を削除し，その後に破折原因への対処を行う．

　修理用常温重合レジンを使用する場合は重合時に加圧加熱処理すると強度が増す．その際，加圧重合釜の温水中で行うとよい．しかし，釜がなくチェアーサイドで行う場合はビニール袋等に 60℃程度の温水を入れ，修理用常温重合レジンの上から加圧すると，室温でそのまま修理したレジンでは，3 点曲げ試験で 32.7MPa であるのに対して，本法で行うと 50.2MPa と簡便に強度を増すことができる（図 2-60）．もし，袋などがない場合はポリエチレンシートで加圧する（図 2-61）だけでも 43.4MPa と常温重合レジンの強度も性状も良好になる[12, 13]．

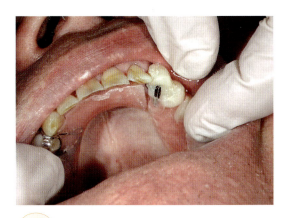

図2-57 破折部位が邪魔せず義歯が口腔内に戻ることを確認する．

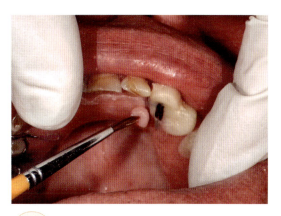

図2-58 レスト部位等で義歯をしっかり保持し，破折部位に常温重合レジンを補塡する．

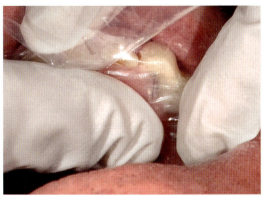

図2-59 常温重合レジンの艶が消失したあたりでポリエチレンシートを介在させ，手指で圧接する．

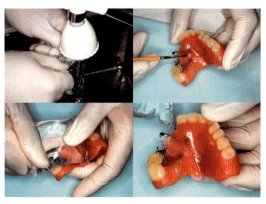

図2-60 常温重合レジンは加熱加圧すると強度が増す．ビニール袋にお湯を入れて圧接すると加圧重合釜のないときに便利である．

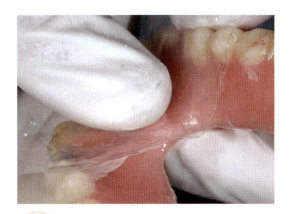

図2-61 ポリエチレンシートで圧接するだけでも常温重合レジンの物性は向上する．

8）クラスプの修理や追加が必要なとき

　使用している部分床義歯のクラスプが破折したり，維持力を増強するためにクラスプを追加することがある．クラスプの破折の原因は鉤肩の部分が対合歯との関係で薄くなりすぎ強度的に問題があった場合が多い．このような場合，再製する前にクリアランスの確保が大切である．また，鉤尖の位置がアンダーカットに深く入り過ぎていた場合は鉤腕の走行に注意するか歯冠の豊隆を修正する必要がある．

　部分床義歯に組み込まれた維持装置を何らかの原因により除去する際，シリコンポイントを用いてクラスプ部分を研磨し摩擦熱を加え，義歯床のレジンを軟化することにより除去する方法を用いることがある．青のシリコンポイントで10秒ほど摩擦すると100℃ほどクラスプ金属が熱を有し，義歯床より脱離させることができる．セメント等も熱で崩壊する（図2-62, 63）．ちなみに手指は研磨時の発熱には57℃くらいは耐えられるようである（図2-64）．

（1）間接法で修理する場合

　破折したクラスプを除去し，義歯を口腔内に戻し，支台歯のクラスプ走行部位とレジン床内のクラスプ脚部の設置される部位を明示し，印象採得する．クラスプを製作する場合，旧義歯の着脱方向は不明確なので，あまり強いアンダーカットに鉤尖を設置しないように注意する．修理部分を明示した義歯はクラスプ完成時までアイボリー等の周囲レジンと異なる色のレジンで暫間的に補修しておくと，完成時の修理が容易になる（図2-65）．

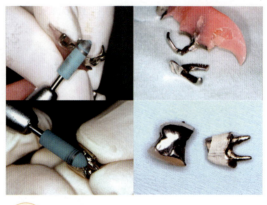

図2-62　摩擦熱の伝導によりレジン床やセメントは崩壊する．

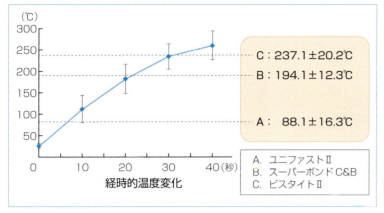

図2-63 レジンは90℃, セメントは250℃前後で崩壊する.

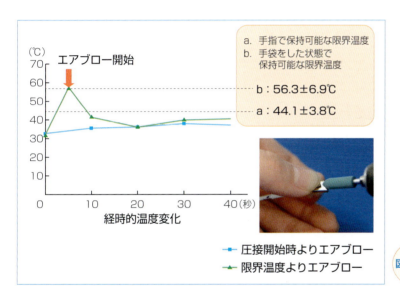

図2-64 手指で保持可能な限界温度は48℃前後のようである.

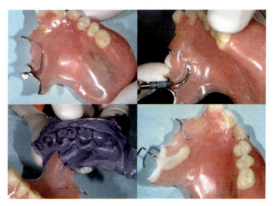

図2-65 破折したクラスプを除去し, 印象採得後, 暫間的にワイヤークラスプをアイボリー色のレジンで補修する.

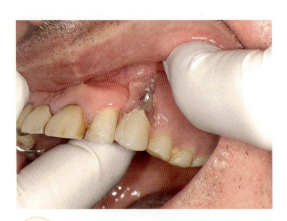

図2-66　修理するクラスプ脚挿入部位を床に明示する．

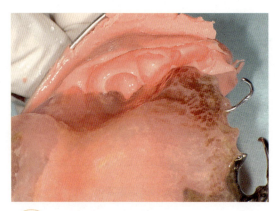

図2-67　修理義歯と支台歯の位置がずれないように印象採得を行う．

(2) 直接法で修理する場合

　すぐに維持機能が義歯に必要な場合もあり，チェアーサイドでクラスプ修理を行うこともある．義歯を口腔内に戻し，支台歯のクラスプ走行部位とレジン床内のクラスプ脚部の設置される部位を明示し（図2-66），印象採得する（図2-67）．印象に石膏を注ぎ，模型にしてワイヤークラスプを製作するのが基本的だが，石膏の硬化時間が長く治療時間の制約がある場合は困難である．また，即硬性石膏は脆く，作業には不向きである．そこで，印象面に咬合採得に用いるシリコーン材等を注入し（図2-68），数十秒で硬化するので，模型材として用いるのも便利である（図2-69，70）．

(3) クラスプの審美性を求められた場合

　義歯の設計上，審美的に問題があっても小臼歯や犬歯にクラスプを設置する場合があり，保険治療においては仕方がない場合が多い．しかし，装着当初は患者さんも承諾していたが，メインテナンス時に審美性が何とかならないかと要求されることもある．できないことはできないでよいと思うが，症例によっては歯冠空隙を利用し，隣接面のアンダーカットを利用するフック様式も有用である．鋳造鉤の場合に修正するのは困難であるが，ワイヤークラスプであればクラスプを広げ（図2-71），歯冠長の長さに切断し，鉤肩の部分から歯冠空隙にクラスプを曲げ込み，隣接部のアンダーカットを利用することにより維持力も得られ，審美的にも良好な維持装置となる（図2-72）．また，義歯設計時に隣接面のアンダーカットを利用する隣接面クラスプも審美的に有用な装置である（図2-73）．もちろん，自費診療であれば設計時に磁性アタッチメント

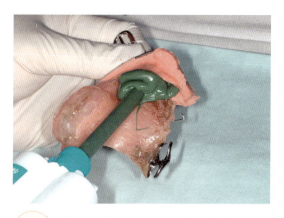

図2-68 印象内に義歯を固定したまま模型材としてシリコーンを注入する．

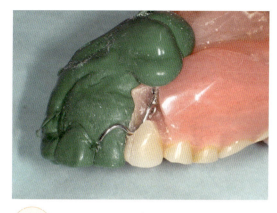

図2-69 シリコーン模型上でクラスプを屈曲し，常温重合レジンで修理する．

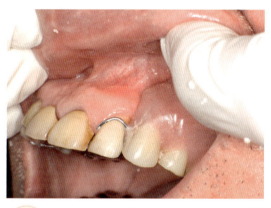

図2-70 修理が終了した義歯を口腔内で適合調整を行う．

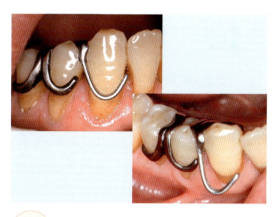

図2-71 ワイヤークラスプを広げ義歯の状態を確認する．

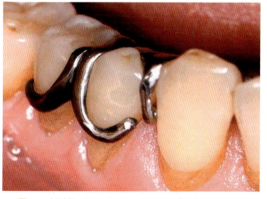

図2-72 切断したワイヤークラスプを鼓形空隙内に屈曲し，維持力に隣接面のアンダーカットを利用する．

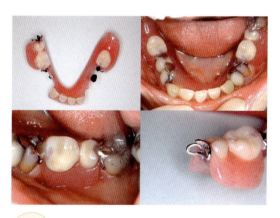

図2-73 隣接面のアンダーカットを利用した隣接面クラスプ．

（図2-74）やミリング等（図2-75）を用いる手法等により多くの手段がある．

9）既製のアタッチメントの修理

　現在，既製のアタッチメントで最も使用されているのは磁性アタッチメントである（図2-76）．磁性アタッチメントは簡便で有用性も認められ，修理が必要な時も磁石構造体は簡単に交換が可能である．それに比べ旧来使用されていた種々の既製アタッチメントは修理が困難で部品の調達も困難になり，使用頻度が減った．しかし以前に設置されたアタッチメントが破損し，支台装置から再製作せざるを得ない症例も経験する．このような場合，クラスプ線を利用したアタッチメントの修理も可能なことが多い．たとえば，key and keyway の修理では，口腔内で支台装置のグルーブに適合するようにクラスプ線をあて，パターンレジンを用い，直接法によりアタッチメントの可撤部のパターンを採得し（図2-77），そのまま鋳造し，鋳造したアタッチメントを口腔内で試適し，グルーブと適合することを確認し，このアタッチメントを使用して義歯修理が行える（図2-78）．

　また，ミニダルボのメール部が支台装置として設定されており，義歯に設置されたフィメール部が破損し，義歯の維持力が失われたため，修理が必要となった症例に対し，破損している場所にクラスプ線を適合させ，常温重合レジンを用いて固定することにより（図2-79），維持力の回復が可能となる．アタッチメントの修理に際し，クラスプ線を上手く応用することで，支台装置ならびに義歯の再製作を行うことなく修理が可能となることも多い．

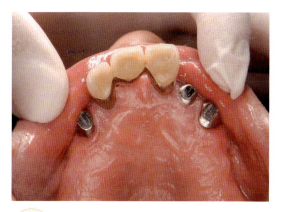

図2-74 磁性アタッチメントのキーパー付根面板を装着した口腔内.

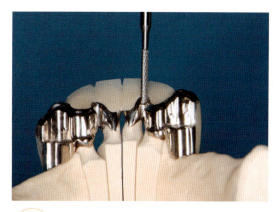

図2-75 ミリングによる支台装置の製作.

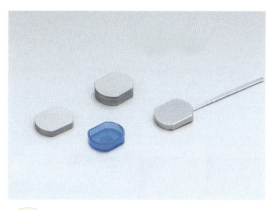

図2-76 市販されている磁性アタッチメントのセット.

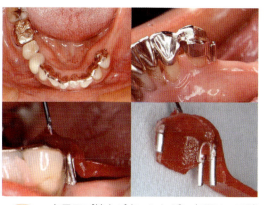

図2-77 クラスプ線とパターンレジンを用い，口腔内にあるフィメールに適合するメール部を製作する.

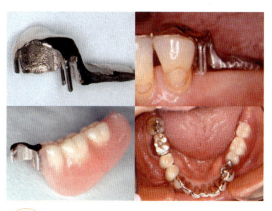

図2-78 既製のアタッチメントにクラスプ線を用いて修理したアタッチメント義歯.

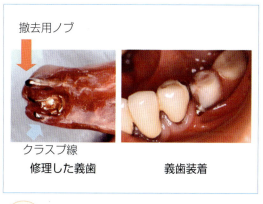

図2-79 クラスプ線を用いて修理したミニダルボの義歯.

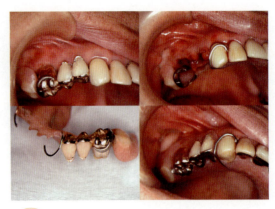

図2-80　抜歯した歯を暫間的に修理用人工歯として利用する．

10）増歯が必要なとき

　残存歯の抜歯が必要となり，使用していた義歯に増歯修理が必要となることがあるが技工室での作業は多く紹介されている．一般的には即時義歯のように抜歯が必要な残存歯を含め印象採得を行い，石膏模型上で予想抜歯を行い，増歯修理部分を製作しておき，口腔内で増歯修理を行う．

　しかし，残存歯が抜けてきたり，その場で抜歯して増歯修理が必要なこともある．このようなときはレジン歯や常温重合レジンを用いて修理を行うが，その抜去歯の歯根部を削除し，歯冠内にレジンの保持孔を形成し，常温重合レジンを用い義歯に取り込むと形態や咬合関係も容易に修理できることも経験する（図2-80）．

4　おわりに

　部分床義歯は1歯欠損から1歯残存までの歯列部分欠損を修復する有床の可撤式補綴物であり，欠損形態は上下顎の組合せにより何億通りにも及ぶ．さらに残存歯や骨欠損の状態，患者さんの経済的な問題，社会的な問題，人間性さらには補綴前準備の有無など学問的に不明瞭な要素が多すぎ，臨床では歯科医師の経験に委ねられ千差万別の設計がなされているのが現状である．

　近年は部分床義歯とインプラント支台が混在する症例も多く，骨支持のインプラント，歯根膜支持の天然歯，さらに粘膜支持の義歯床の3者が一口腔内に混在しながら機能する症例もある．いずれにしろ，このように咬合負担能力の異なる要素を一口腔内

でバランスよく機能させるには支持組織の負担能力を知り，人工歯の性状を知り，そして経時的な口腔内の変化に対応するメインテナンスを行うことは不可欠である．

　義歯が受ける側方力に対する把持力のバランス，咬合のバランス，そして義歯全体としての維持力のバランス，さらに患者さんの義歯に対する要求度の違い，つまり患者さんと歯科医師のバランス等，種々の関係が相乗的に義歯の術後経過に影響を与える．つまり，これら種々の関係に統合した歯科治療，義歯等が患者さんの生涯の伴侶として望まれる．そしてどのような治療を行うにしても，種々のバランスを考えた適応を選択することと責任をもって術後の管理を行うことが必要不可欠である．

　今回は部分床義歯装着後のメインテナンスについて，著者が行っている内容について記載した．最後に「4つのよいか，6つのないか」のチェック項目を列記し，メインテナンスの一助になることを期待する．

4つのよいか，6つのないか

1. 全身管理はよいか
2. 口腔および義歯の清掃はよいか
3. 義歯の適合はよいか
4. 咬合のバランスはよいか
5. 口腔内軟組織に異様な変化はないか
6. 義歯および残存歯に動揺はないか
7. 歯周ポケットが深くないか
8. う蝕はないか
9. 患者に義歯への不満はないか
10. 患者の生活に変化はないか

（石上友彦）

文　献

1) 梅川義忠，永井栄一，大谷賢二，澤野宗如，富田貴志，三橋　裕，高村昌明，石上友彦：硬質レジンの耐摩耗性．日本歯科医療管理学会雑誌，40（4）：274-279, 2006.
2) 日本歯周病学会 編：歯科衛生士のための歯周治療ガイドブック．医歯薬出版，東京，2009.
3) 野村正子：認定衛生士にとってのP.M.T.C..日歯周誌，57（3）：279-282, 2009.
4) O'Leary TJ, Drake RB, Naylor JE：The plaque control record. J Periodontol 43：38, 1972.
5) 雨森　洋，梶井　徹，星野敬二郎，川崎隆二，郡司和彦，盛田好一：部分床義歯の予後に関する臨床的研究（II）第5報　鉤歯のウ蝕について．補綴誌，13：72-82, 1969.
6) 新谷明喜，他編：歯科補綴マニュアル，第3章　部分床義歯．p.66-93, 南山堂，東京，2006.

7) 田中貴信：磁性アタッチメント―磁石を利用した新しい補綴治療―．医歯薬出版，東京，1992.
8) 藍　稔，他編：スタンダード部分床義歯学　第2版，第10章　部分床義歯装着後の変化．p.107-110，学建書院，東京，2010.
9) 山田恭子，長谷川みかげ，石上友彦，中林晋也，豊間　均，内田天童，小川　泰，木内美佐，鈴木奈央未，諸隈正和，秋田大輔，石島　学，塩野目　尚，渋谷哲男，梅川義忠：プルランフィルムを用いた直接法によって製作したコンポジット製ポンティックの表面性状．日大歯学，86（2）：107-111，2012.
10) Watanabe K, Mizokami T：Studies on the effects of the spillway on the occlusal table of complete dentures upon the bearing of masticatory force. Bull Tokyo Dent Coll, 38（2）：77-86, 1997.
11) 五十嵐順正，他編：パーシャルデンチャーテクニック　第5版，第18章　装着後の維持・管理．p.145-149，医歯薬出版，東京，2012.
12) 大谷賢二，永井栄一，高村昌明，梅川義忠，石上友彦：破損義歯床修理に関する研究―修理時の表面処理と加圧重合時の水温が強度に及ぼす影響―．日本歯科医療管理学会雑誌，44（2）：78-84，2009.
13) 大谷賢二，永井栄一，梅川義忠，石上友彦：義歯床修理時の圧力の相違が修理後の機械的強度に及ぼす影響．日本歯科医療管理学会雑誌，47（1）：51-56，2012.

第3章 総義歯装着後のメインテナンス

1 基本的なメインテナンス

　長期間の総義歯装着による不具合は，生体側における変化と義歯側における変化が複合して起こる．生体側の変化として，最初にあがるのは顎堤の吸収である．不良な義歯が顎堤の吸収を招くとしばしばいわれるが，たとえ理想的な義歯を製作しても，長期間の装着により顎堤の吸収は避けられない．上顎に比べ維持・安定の確保がむずかしい下顎の方が上顎よりも顎堤吸収が大きい[1,2]（図3-1）．シングルデンチャー症例など，上下顎の支持力に大きな差がある場合では，顎堤の吸収が早期に進行する（図3-2）．そして顎堤吸収により使用中の義歯の適合が低下すると義歯の動揺は増し，そのことがさらに顎堤吸収を助長する．また，糖尿病などの全身疾患を有する高齢者では顎堤吸収が著しい．顎堤の吸収は口腔内の要因と全身状態の要因の合算として現れる．上顎では口腔内の要因が主となり，下顎では全身状態の要因が主となる場合が多いとされている[3,4]（図3-3）．

　義歯側の変化としては人工歯の咬耗や義歯床の破損，破折などがあるが，これらにも顎堤の吸収は関与する（図3-4）．顎堤吸収により義歯が不適合となると口蓋隆起などを支点として義歯はたわみを繰り返し，義歯床用材料の疲労から破折が生じる．顎堤吸収が進行すると，義歯と義歯床下粘膜との相対的位置関係は変化し，結果として上下顎の咬合関係は変化する．さらに人工歯の咬耗が加わって，咬合関係はいっそう乱れていく．

　しかし，これらの変化は徐々に起こるため，患者に「義歯がゆるくなった」とか「噛みにくくなった」との気づきがあったとしても，「痛み」さえなければ，受診行動へと繋がらない場合が多い．実際，患者の満足度と義歯の良否は一致しないとの報告はよく知られている[5,6]．そこで，定期的なリコールにより義歯の不具合を早期に発見し，対処することが重要である．

1）メインテナンスの流れ

　総義歯のメインテナンスを行うにあたっては，以下の順番でチェックする．まず患者さんとの会話（医療面接）から始めるのは，どのような症例でも基本となる．たとえ痛みや義歯の破折などの目立った主訴はなくても，「以前に比べて義歯が外れやすくなったり，食事中に食渣が挟まったりしないか」，「食べにくくなった食品はないか」，「右側，左側，いつもはどちら側で食物を噛むことが多いか」など丁寧に聞くことが後の診療のヒントとなる．このときに発音や顔貌の観察を併せて行う．次に義歯を外して口腔内の観察を行い，潰瘍や発赤の有無をチェックする．また，外した義歯を観察し，義歯床の破損や人工歯の咬耗・摩耗の有無，義歯の汚れなどをチェックする．義歯を義歯用ブラシで清掃した後，口腔内に戻し，上下顎それぞれの適合を調べ，最後に咬合のチェックを行うことになる．以下にそれぞれの項目について注意すべき点を詳述する．

2）口腔内の観察

　臨床経験の浅い先生ほど視診，触診をないがしろにして，すぐに咬合や適合の検査を始めたがるが，口腔内の観察から得られる情報は多い．一見均一な様相をみせる顎堤粘膜でも，指で触れると部位により厚みや硬さは異なり，その粘膜下に硬い隆起や鋭利な骨縁を確認できることも少なくない．痛みを訴えて来院した場合には，このような粘膜の薄い骨縁部に潰瘍がみられることが多い．これを褥瘡性潰瘍と呼ぶ．

　褥瘡性潰瘍は義歯床縁または粘膜面の一部による圧迫や摩擦などの機械的刺激でできた有痛性の潰瘍である．そこだけ強く当たってできた潰瘍なので，潰瘍の範囲が限局しており，その形が原因と考えられる義歯床縁などの位置や形に一致しているため診断や対応がわかりやすい（図3-5）．さらに，義歯床縁の機械的刺激を放置して慢性化すると，腫瘍様の粘膜の炎症反応性の増生物ができる場合がある．これを義歯性線維症（denture fibrosis）と呼ぶ（図3-6）．下顎前歯部による上顎義歯前歯部舌側への突き上げなどによる不適切な動揺が機械的慢性刺激となって，上顎の歯肉唇移行部に好発する．同じく機械的慢性刺激が原因となって，義歯床内面の顎堤部にできるこんにゃく様の線維性増殖をフラビーガムと呼ぶ（図3-7）．歯槽骨の吸収と粘膜の肥厚を伴い，上顎前歯部顎堤部に好発する．

　義歯床下粘膜全体が広範囲に赤く炎症がみられる場合には，使用中の義歯が汚れていないかをチェックする．義歯の汚れがあれば，義歯性口内炎を疑う（図3-8）．義歯性口内炎はCandia albicansの感染によるもので，義歯を清潔に保てば早期に改善され

1. 骨吸収は継続的に進行する.
2. 下顎の吸収は上顎より大きい.
3. 顎堤の不良な症例ほど吸収が進行しやすい.
4. 全身疾患が骨吸収を助長する.

図3-1 骨吸収についての知見.

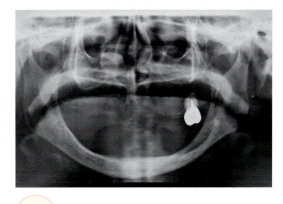

図3-2 左側の天然歯直下の顎堤吸収が大きい.

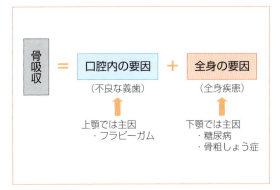

図3-3 骨吸収の要因.

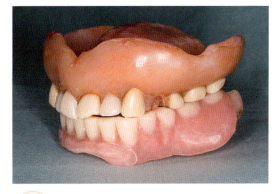

図3-4 長期使用により咬耗や義歯床の劣化が起こる.

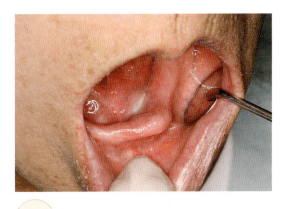

図3-5 a. 褥瘡性潰瘍.

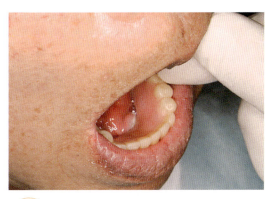

図3-5 b. 義歯床縁に一致して発症.

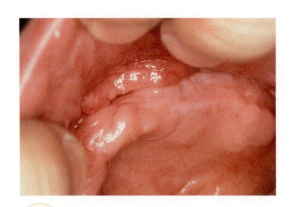

図3-6　義歯性腺維症．

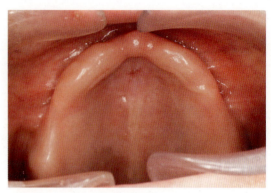

図3-7　上顎前歯部顎堤のフラビーガム．

る．前述の褥瘡性潰瘍と義歯性口内炎の鑑別は重要である．

　口腔粘膜がテカテカしている症例がある[7]（**表3-1**）．これは唾液の減少による口腔乾燥症である場合が多い（**図3-9**）．唾液には消化作用，殺菌作用が知られているが，総義歯においては，義歯床と粘膜との間に介在して潤滑油の働きをし，義歯床下粘膜を保護している．また，唾液の付着力が義歯の維持にも関与している．唾液が減少し，機能時に義歯が動揺すれば，そのたびに擦れて粘膜を損傷して痛みや灼熱感を招くことになる．唾液の減少の原因としては，加齢による唾液腺の萎縮や，高圧剤や精神安定剤などの服薬の影響，糖尿病，シェーグレン症候群や腎疾患など全身疾患があげられる．唾液の検査法の一つに安静時唾液検査がある[8]．安静状態で5〜10分間自然に流出する唾液をコップに採取し，1分あたりの唾液分泌量によって判定するという検査である（**図3-10**）．対処法として保湿ジェルの使用，唾液腺のマッサージなどがあるが，症状によっては専門医への受診を促すべきであろう．

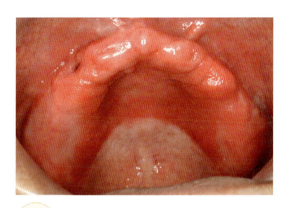

図3-8　a. 義歯性口内炎（岩手医科大学，澤田愛博士より提供）

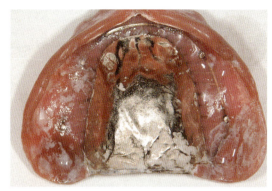

図3-8　b. 使用中義歯の汚れが原因.

表 3-1　口腔乾燥の臨床診断基準　（柿木保明，2005）

重症度		診　断
0度	正　常	口腔乾燥や唾液の粘性亢進はない
1度	軽　度	唾液の粘性亢進，やや唾液が少ない．唾液が糸を引く
2度	中程度	唾液がきわめて少ない．細かい泡がみられる
3度	重　度	唾液が舌粘膜上にみられない

（柿木保明：唾液分泌と口腔乾燥の評価方法．柿木保明他編；看護で役立つ口腔乾燥と口腔ケア，p.58-75，医歯薬出版，2005 一部改変）

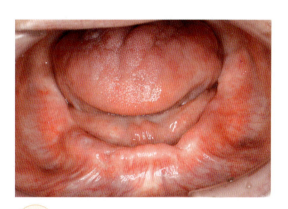

図3-9　口腔乾燥症（東京医科歯科大学，古屋純一教授より提供）

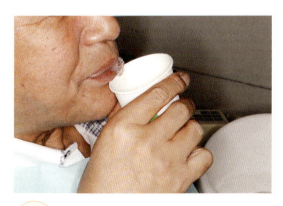

図3-10　a. 安静時唾液検査（吐唾法）．5〜10分間の総唾液量を採取．

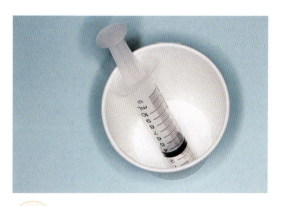

図3-10　b. 1分間あたり0.25〜0.35mLなら正常．

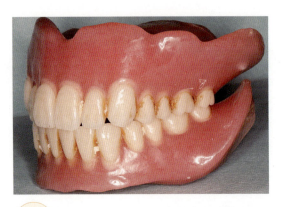

図3-11 デンチャープラークが歯石様の沈着物に変わる.

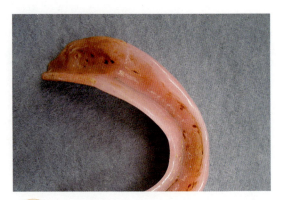

図3-12 粘膜面のよごれは不適合のサイン（渋谷区歯科医師会，大泉誠博士より提供）

3）義歯のチェック

　義歯を口腔内から取り出したら，まず汚れの有無をチェックする．義歯の汚れにはその性状の違いから食物残渣，デンチャープラーク，歯石様の沈着物などに分かれる[9]．それらが粘膜面，研磨面のどの部位にあるかを確認する（図3-11）．要介護高齢者では多量の食物残渣の停留が認められることが多く，舌の運動機能の低下，唾液の減少などがその一因となっている．

　義歯自体の問題として，適合低下や形態不良がある．下顎臼歯部の頬側研磨面に豊隆が不足していると食物残渣が停留しやすい．粘膜面に着色がある場所は，そこが不適合になっているサインとされている（図3-12）．デンチャープラークについてはカラーテスターなどの染め出し液を塗布することで汚れた部位がはっきりとわかる．患者さんへの指導に役立てたい（図3-13）．

　義歯を水洗した後に，エアーをかけ，義歯床にヒビや破折線などがないかを慎重に確認する（図3-14）．人工歯においては咬耗の有無を確認する．人工歯のよく噛んでいる部位には，ツルツルな滑沢面となったファセットがみられる場合がある．一方，咬合面に着色があれば，そこは咬合していないことを示す（図3-15）．

4）適合のチェック

　顎堤の吸収により，義歯は徐々に適合不良になる．ただし，患者さんが「義歯が緩くなった」，「外れやすくなった」と訴えたとしても，その原因が本当に顎堤吸収による義歯の適合低下にあるとは限らない．義歯の維持，安定には適合以外にも咬合の影響が大きく，咬合調整を行うだけで，維持力がすぐに回復する場合も多い．そこで，

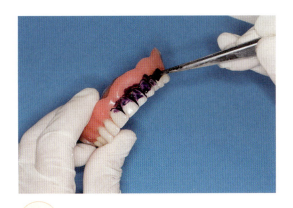

図3-13 a. 染め出し液で汚れを明らかに.

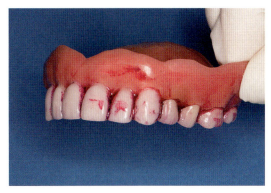

図3-13 b. 患者のモチベーション向上に使用する.

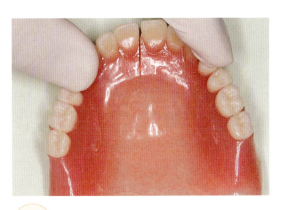

図3-14 正中部に破折線がみられる.

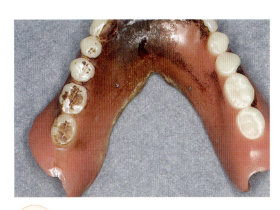

図3-15 咬合面に着色がある左側は嚙んでいない.

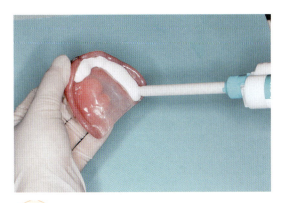

図3-16 シリコーン系適合試験材(フィットチェッカーアドバンス®, GC)

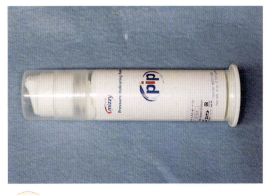

図3-17 クリームタイプの適合試験材(Pressure Indicating Past®)

第3章 総義歯装着後のメインテナンス

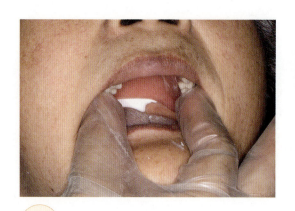

図3-18 a. 手指で垂直に押す.

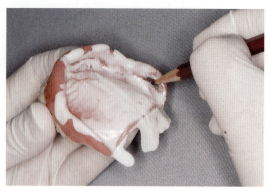

図3-18 b. シリコーンの厚みで適合状態を定量的に評価.

咬合の影響を排除した状態での適合検査が大切である.

　顎堤の吸収は均一に起こるのではないことを十分に念頭に置き，適合検査の結果を判断したい．顎堤には，吸収しやすい部位と吸収しにくい部位，さらには吸収とは無関係な部位が存在する．これらを理解していないと，対応を誤る危険性が高い.

　適合検査にはフィットチェッカー®に代表されるシリコーン系適合試験材（図3-16）とPIP®に代表されるクリームタイプの適合試験材が使用される（図3-17）．両者で判定できる事項は異なるため，その使用法について次に解説する．

（1）シリコーン系適合試験材の使用法

　総義歯の適合検査にはシリコーン系適合試験材（ホワイトシリコーン）が最も適している．練和したホワイトシリコーンを義歯床粘膜面に盛り，手指で顎堤に圧接する（図3-18）．シリコーンの硬化後に得られた厚さで，義歯床粘膜面と顎堤粘膜とのスペース（適合状態）を定量的に評価できる．また，ホワイトシリコーンは辺縁の厚みや長さの検査にも使用される．舌小帯部や下顎舌側床縁などにおいて，舌を大きく運動させることで，機能時にぶつかる部位が判定できる（図3-19）．

　ただし，ホワイトシリコーンの厚い層がみられたからといって，直ちにその厚みだけ適合が低下したと判断してよいとは限らない．ホワイトシリコーンは盛る量と場所によっては結果が異なる．たとえば上顎の口蓋部などにシリコーンを多く盛りすぎると，逃げ場を失ったシリコーンがそこに貯留し，義歯が浮いてしまう（図3-20）．結果としてシリコーンの厚い層となる．このようなテクニカルなエラーに気づき，ホワイトシリコーンの厚さを適切に判断するためには，前述したように顎堤の吸収しやすい部位とそうでない部位についての理解が欠かせない.

　そもそも適正な義歯の形態とは，デンチャースペースを適切に満たしたものとされ

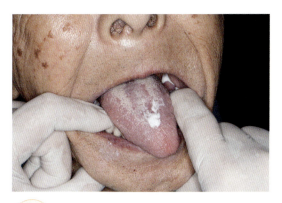

図3-19 a. 適合試験時には舌の大きな運動を指示する.

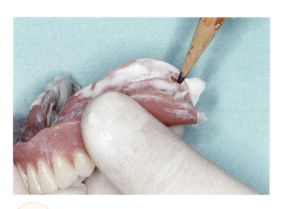

図3-19 b. 辺縁の厚みや長さチェックできる.

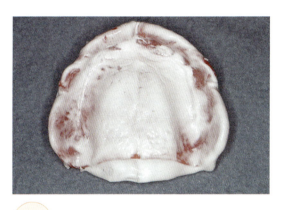

図3-20 a. シリコーンの量が多いと義歯が浮く.

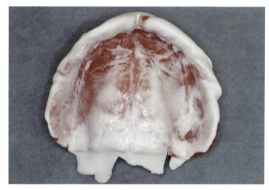

図3-20 b. 適量だと結果は異なる.

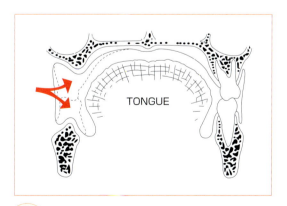

図3-21 Denture Space の概念図 (Watt[10] 図 改変)

ている[10]（図3-21）．また，デンチャースペースとは，天然歯およびその歯を支えていた歯槽骨や周囲軟組織が失われたことにより生まれた空間を意味する．デンチャースペースに義歯（人工歯と義歯床）が収まれば，欠損前と同じ位置に人工歯を戻すことになり，天然歯のあった昔と同じような咀嚼リズム，咀嚼パターンでの食事が可能になると考えられている．

　さて，この考え方を上顎顎堤に当てはめてみよう．上顎で天然歯のあった部位は顎堤歯槽部であり，口蓋部には歯はなかった．よって，デンチャースペースの考え方に従えば，義歯床の口蓋部を抜いた，いわゆる無口蓋義歯こそがデンチャースペースに適した義歯となる[11]（図3-22）．しかし，臨床的には，無口蓋義歯では維持力が不足する症例が多いため，やむを得ず口蓋部まで床を延ばして設計しているのが現状の総義歯であろう．つまり総義歯はデンチャースペースである部分とデンチャースペースでない部分で構成されていることが理解できる[12]（図3-23）．

　天然歯のあったデンチャースペース部分は経時的に吸収が進行するが，デンチャースペースでない部位の変化はほとんどみられない．ここまで説明すれば，図3-20aの適合試験の結果が誤りであることに気づくであろう．これはホワイトシリコーンを多量に盛ったためであり，決して吸収が進んで適合が低下したわけではない．適正な量を盛れば図3-20bのように特に問題がないことがわかる．そこでシリコーン系適合試験材は使用する量を最小限にし，不適合が疑われる場所に限って盛ることが，臨床における重要ポイントとなる．

　以上は義歯床と顎堤との適合を診査するという目的から，あくまでも手圧で押してシリコーンの硬化を待つ使用法についての留意点である．

　一方で，上下顎義歯を咬合させて硬化を待つ使い方もある．たとえば，手圧で押したときにはスペースがないのに，咬合させるとホワイトシリコーンの厚い層が偏在したとすれば，咬合の不調和が疑われる．手圧で押して硬化を待つのか，咬合させて硬化を待つかで診査する目的が異なることに留意したい．

（2）クリームタイプの適合試験材の使用法

　PIP®（Pressure Indicating Paste）やデンスポット®（昭和薬品化工）などのクリームタイプの適合試験材は適合をみるというよりも，義歯の当たりをみるのに使われる．

　義歯床下粘膜の厚みは均一ではなく，被圧変位量は異なる．義歯に咬合圧が加われば，骨隆起部など被圧変位量の最も小さい部位に咬合圧が集中し，当たりが生じる（図3-24）．経時的にみれば顎堤吸収が進行した部位とあまりしなかった部位とのアンバランスから機能時に義歯の動揺が起こり，咬合圧が集中する部位が生まれる．これらをPIP®でチェックするのである．

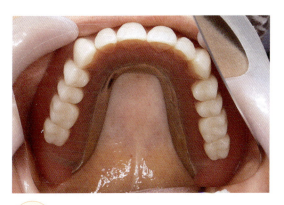

図3-22 無口蓋義歯こそがデンチャースペースに適した義歯.

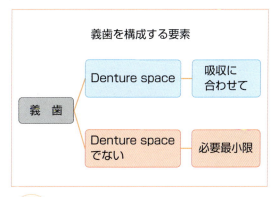

図3-23 義歯を構成する部位の概念[12].

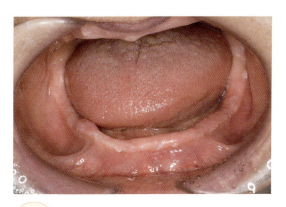

図3-24 鋭利な骨縁や骨隆起部では義歯の当たりが生じやすい.

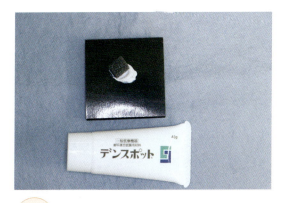

図3-25 a. クリームタイプの適合試験材（デンスポット®）

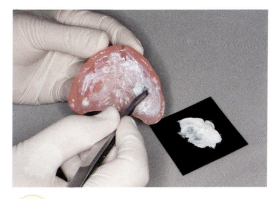

図3-25 b. スポンジで刷毛目がつくようにクリームを塗布.

第3章　総義歯装着後のメインテナンス

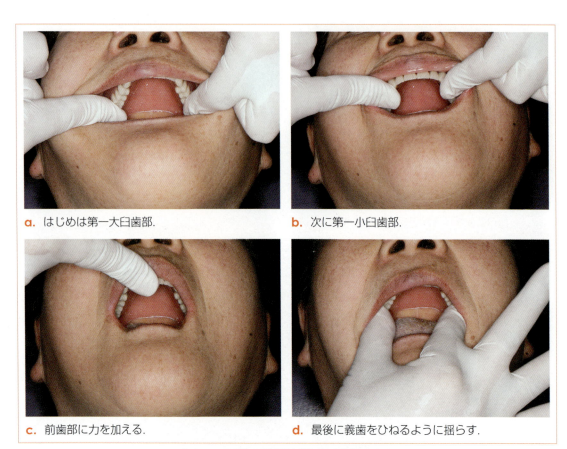

a. はじめは第一大臼歯部．
b. 次に第一小臼歯部．
c. 前歯部に力を加える．
d. 最後に義歯をひねるように揺らす．

図 3-26　咀嚼時の動揺を考え押す部位を変える

　まず義歯床粘膜面にディスポーザブルのスポンジや筆で刷毛目がつくように薄くクリームを塗布する（図3-25）．義歯を口腔内に入れ，手指で義歯を顎堤に強く圧接する．義歯を取り出し，刷毛目が抜け，スポットになっている部分が義歯の当たっている部位として判定する．さらに義歯が動揺時や咬合時に顎堤のどこに強く当たるかを検査することもできる．前後，左右どちらで噛むかで，噛む部位により義歯床の沈下や浮き上がりが起こり，顎堤粘膜に力が加わる場所が変化する．そこで手指で押す部位を第一大臼歯部からはじめて，小臼歯部，第二大臼歯部，前歯部へと移していき，どの部位で噛んでも痛みがないかを確認する（図3-26）．さらに左右で片側ずつ押したり，ひねりを加えるなどして義歯の動揺時の当たりをチェックする．最後にロールワッテを噛んでもらい同様のチェックをする．はじめは両側にロールワッテを置いて噛んでもらい，それで問題がなければ片側ずつロールワッテを置いて噛ませて痛みの有無をチェックする（図3-27）．
　以上のようにして，PIP®では咬合時や動揺時に当たる部位を見つけ出すことができ

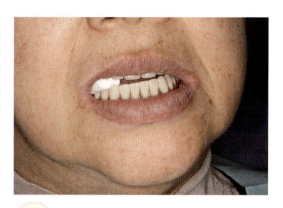

図3-27 はじめは両側、次に片側でロールワッテを噛ませる．

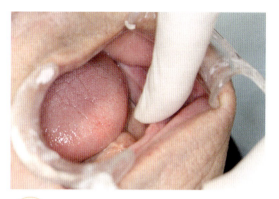

図3-29 指で触れると粘膜下の骨の違いがよくわかる．

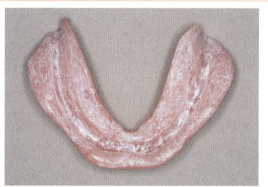

a. PIP®では当たりはわかるがそれ以外の部位の様子はわからない．

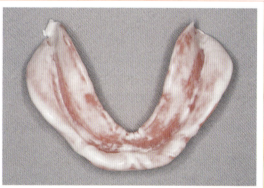

b. ホワイトシリコーンでは定量的に適合状態がわかる．

図3-28 適合検査の比較

る．ただし，それらは定性的であって，どのくらい強く当たっているかの評価はできない．ましてや，刷毛目の抜けなかった他の部位はどうなっているのか，その適合を判断することはできない（図3-28）．

なお，義歯挿入時に頬や口唇，舌などにうっかり触れても刷毛目が消えてしまう．当たりを見誤らないためには，前述したように，顎堤部を手指の腹で十分に触ってみることである（図3-29）．一見均一に見える顎堤粘膜だが，その下にある骨の違いがよくわかる．鋭利な骨縁や硬い隆起部が触れ，そこと刷毛目の消えた部位とが一致すれば，迷わず大きく削除（リリーフ）すればよいことになる．

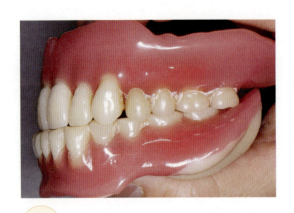

図3-30 咬耗の進行により下顎が前方に変位．

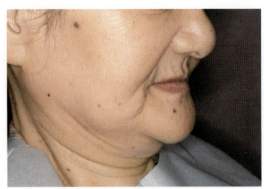

図3-31 咬合高径が低いと前突したような顔になる．

5）咬合のチェック

　人工歯の咬耗や顎堤の吸収により総義歯の咬合接触関係は徐々に変化する．人工歯の咬耗には，患者の咀嚼習癖や対合歯の材質が影響する．長期的には咬合高径が下がり，下顎が前方に偏位してくることが多い（図3-30）．

　なお，咬合の誤りといっても，①大きく下顎位が偏位している場合と，②わずかに咬合接触関係に不調和がある場合ではその対応は異なる．咬合の検査は咬頭嵌合位の検査，次に左右および前後方向への偏心位での診査の順に行う．

(1) 事前の観察

　咬合を確認する前に，咬合高径が低下していないか，顔貌のチェックから始める．咬合高径が低すぎると赤唇部が薄くなり，しわが増え，下顎が前方に突出したような雰囲気になる（図3-31）．また，口角炎がみられる場合もある．

　特に問題が認められなければ，咬頭嵌合位の検査に移る．ただし，いきなりカチカチとタッピングをさせても得るものは少ない．まず，下顎位の偏位がないか，軽く噛み合わせた状態での観察から始める．最初に上下顎義歯の正中線がずれていないかをチェックする（図3-32）．次に前歯部の水平被蓋，垂直被蓋がどの程度であるかをチェックし，義歯装着当初からの変化の有無を確認する（図3-33）．

(2) 下顎位のチェック（下顎位の誘導）

　正中のズレなどから下顎位のズレが疑われた場合には，手指で下顎を誘導し，嵌合位の診査を行う[11]．誘導方法を図3-34に示す．まず左手の拇指と示指の腹と指先で上顎義歯臼歯部の人工歯頬側面すなわち頬側研磨面を押さえ，義歯が上顎顎堤に確実

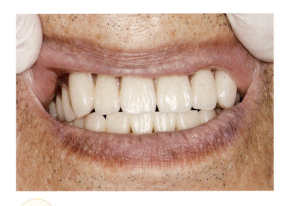

図3-32 はじめに正中のずれをチェック．

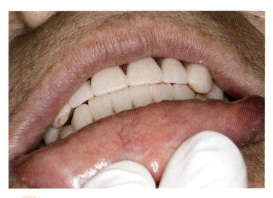

図3-33 次に水平被蓋，垂直被蓋をチェック．前歯が接触している．

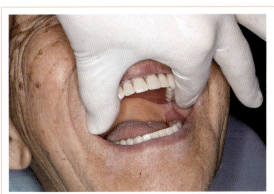

a. 左手で上顎義歯頰側研磨面を押す．

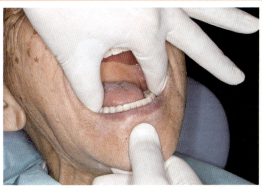

b. 左手を下顎におろし臼歯部頰側研磨面を押し，右手で下顎オトガイ部をはさむ．

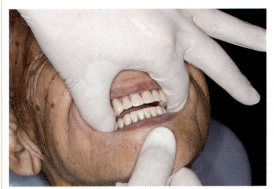

c. わずかに開口した位置で止める．

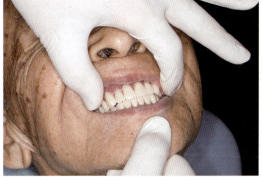

d. 自然な閉口を促し，どこから咬合接触が起こっていくかを観察する．

図3-34 下顎の誘導法

に収まっていることを確認する．次いでその指を下顎におろし，下顎義歯臼歯部の頬側研磨面を押さえる．一方，右手の拇指と示指の腹と指先を使って，下顎オトガイ部をはさみ，左手の左右両方の指で上方から押さえることで，下顎義歯が確実に顎堤に収まっていることを確認する．次に右の拇指でオトガイ部を軽く押し，下顎を後方に誘導する．いったん大きく開口させてから始めると，後方に誘導しやすい．最後まで噛みこませるのではなく，上下顎人工歯間が数ミリ程度空いた状態でいったん止める．ここがポイントとなる．最後にオトガイ部を押さえていた拇指の力を抜き「合わせてください」と言って，患者の自然な閉口を促し，どこから咬合接触が起こっていくかを観察する．また，右手示指を上顎中切歯切縁に軽く触れさせると，わずかに空いたままで下顎位を保持することができる（図3-35）．これら一連の指使いは被蓋の確認やチェックバイト採得に有効で，覚えておくと便利である．

(3) 咬合接触関係のチェック

下顎位に大きなズレがないことが確認できたならば，患者さんにタッピングを指示し，咬合接触関係のチェックに移る．咬頭嵌合位において左右側でほぼ均等な咬合接触が得られているかをはじめに確認する．次いで，側方運動時や前方運動時に大きな義歯の脱離や動揺がなく，スムーズに滑走できるかをチェックする．咬合接触様式はリンガライズドオクルージョンでもフルバランスオクルージョンでも術者の技量や考えに委ねるが，総義歯では両側性平衡咬合は必須と考える[13]．ただし，顎堤条件が悪く，顎位が不安定な症例では，咬合接触点が限られるリンガライズドオクルージョンの方が対応しやすい場合が多い．

①咬合紙による検査

咬合紙を斜めに折って，左右両側の咬合面上に置き，カチカチとタッピングを指示する（図3-36）．咬合紙はわずかに擦れて触れただけでも人工歯咬合面に色がついてしまう場合があり，本当に咬合接触があるかどうかの判断が重要である．図3-37のように，咬合接触点の中央が白く抜けている点は確実に咬合していると判断してよいが，それ以外の点は疑わしい．また咬合紙を光にすかしてみると，光の抜け具合で咬合接触部位が確認できる（図3-38）．

そもそも，被圧縮性に富む粘膜上で機能する総義歯はわずかな力でも簡単に偏位してしまう．早期接触部位があっても，義歯が動いて噛み込むため，見かけ上，均等に噛んでいるかのように判断してしまうことも多い．そこで必ず，左手の拇指と示指を人工歯の唇，頬側面にあて，タッピング時の振動から早期接触部位を推測することが重要である（図3-39）．決して咬合紙の色に騙されてはいけない．印記部位が早期接

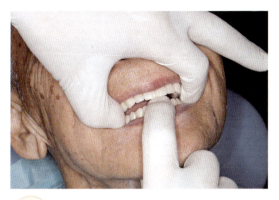

図3-35 右手示指が上顎前歯に軽く触れると開口を保持できる.

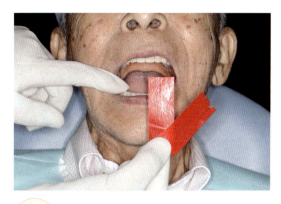

図3-36 咬合紙を折って,必ず両側の咬合面上に置く.

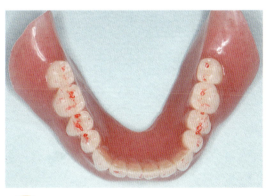

図3-37 a. 中央が白く抜けている点は咬合している.

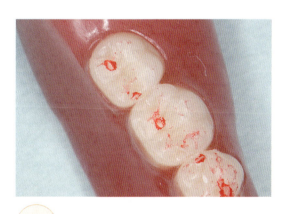

図3-37 b. 左側大臼歯部を拡大.

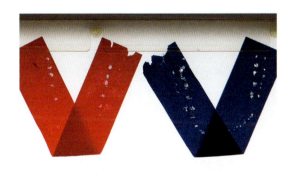

図3-38 咬合紙を光にかざし判断する.

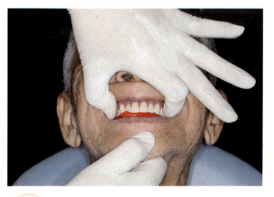

図3-39 必ず指を当て振動から早期接触部位を推測する.

第3章 総義歯装着後のメインテナンス

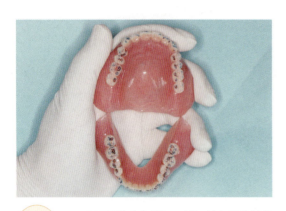

図3-40 a. 上下顎義歯を常に一緒に持ち削除部位を判断.

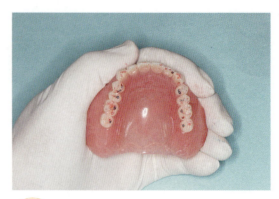

図3-40 b. 片顎だけ持って判断してはいけない.

触部位とは限らない.

　左右両側でのほぼ均等な咬合接触が確認できたならば，偏心位での咬合をチェックする．咬合紙の色を変え，左右側方運動を指示する．タッピングポイントの印記は残したままで側方運動時の咬合接触部位をチェックする．義歯を片顎ずつではなく，必ず上下顎一緒に持ち，どちらの咬合面を削除するかを考える（図3-40）．

②口腔外での咬合の判断

　咬合紙でのチェック時には，必ず上下顎義歯を口腔外に取り出し，手で噛み合わせてみよう（図3-41）．後方からのぞけば，咬合接触の有無が簡単にわかる．こんなことができるのは総義歯だけであり，得られる情報はとても多い．わずかな咬合調整で咬合接触が回復できそうな咬頭と，明らかなすき間がみられる咬頭では，その後の対応は大きく異なるはずである．また，上下顎義歯を手で合わせ，軽い力で左右，前後にずらして，左右側方運動，前方運動を真似てみる．口腔外で噛んでいない義歯は口腔内で噛むはずはなく，口腔外で引っかかって左右に動けない義歯は口腔内で円滑な側方運動はできない．人工歯についている咬合紙の印記部位とこのような口腔外で模した義歯の動きを比較することで，実際の口の中での咬合状態がイメージでき，その後の対応は容易となる．

（4）その他の咬合検査方法

①オクルーザルインジケーターワックス®による検査

　早期接触部位があっても，前述した人工歯の咬頭傾斜に依存した義歯の偏位によって見かけ上噛み合ってしまうため，それらを見逃しやすい．このような早期接触部位をチェックする検査材としてオクルーザルインジケーターワックス®がある．オク

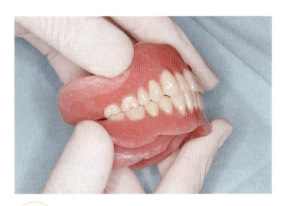

図3-41 a. 口腔外で義歯を動かして咬合関係をシミュレートする.

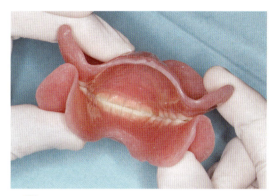

図3-41 b. 後ろからのぞくと嵌合状態がよくわかる.

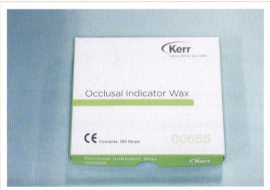

a. オクルーザルインジケーターワックス®（Kerr）.

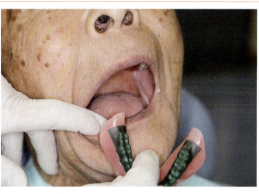

b. 下顎咬合面にワックスを貼付し咬合させる.

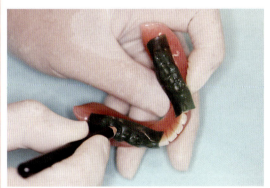

c. ワックスが抜けたところを鉛筆でマーク.

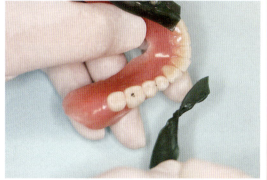

d. 早期接触部位が印記されている.

図 3-42　オクルーザルインジケーターワックス®による早期接触部位の検査

ルーザルインジケーターワックス®を介在させて咬合すると，このワックスは適度に軟らかいため，早期接触部位ではワックスが貫通されるが，ワックスのわずかな厚みがその後の義歯の変位を抑える．その結果，早期接触部位だけが明確になる．

使用法を図3-42に示す．下顎臼歯部咬合面にオクルーザルインジケーターワックス®を貼付する．接着剤の塗布された光沢のある面を下にしてワックスを貼付する．口腔内に挿入し，タッピングを行わせる．口腔内から取り出し，ワックスが抜け，人工歯咬合面に達している部位が早期接触部位である．そこを同梱されている鉛筆でマークする．ワックスを咬合面から撤去すると咬合面上に早期接触部位が印記されているので，ここをバーで削除する．鉛筆でのマークの代わりに，咬合紙を一緒に咬合させてもよい（図3-43）．さらに，オクルーザルインジケーターワックス®は側方運動時の接触，滑走部位のチェックにも有効である．対合歯の運動経路が立体的にワックスに記録されるため，偏心運動時の咬合干渉を見つけやすい．

②オムニバイト®による検査

オムニバイト®は液体の入った薄い枕状の検査器具である（図3-44）．義歯の痛みの原因に咬合が関与しているかどうかの判定の一助として利用される．

次項で詳述するが，義歯による痛みには，①義歯床粘膜面に起因する痛みと，②咬合に起因する痛みの2つに分けられる．後者は咬合の不調和により義歯が変位することで生じる痛みを示す．このオムニバイト®を上下顎咬合面に介在させて噛ませると，咬合圧が液体全体に均等に伝わるため，たとえば左右側で咬合接触の強さや分布に差があったとしても，それらはキャンセルされ，咬合力が左右顎堤に均等に伝わる．その結果，痛みを生み出す義歯の動きが抑えられることになる．そこで，咬合痛を訴えて来院した患者に，オムニバイト®を介在させて噛ませ，痛みの有無を調べる．痛みがあれば義歯床粘膜面に起因する痛みと判定する．一方，オムニバイトを噛むと痛みが消える場合は咬合関係に問題があると判断し，その対応にあたることになる．

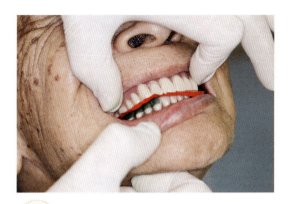

図3-43 **a.** オクルーザルインジケーターワックスと咬合紙を一緒に咬合させる.

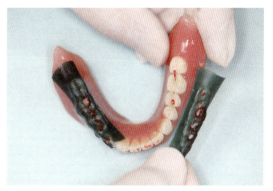

図3-43 **b.** 運動経路が立体的にワックスに記録される.

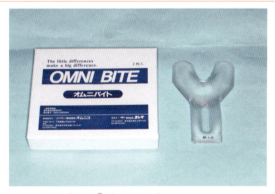

a. オムニバイト®（オムニコ）.

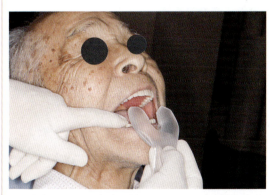

b. 咬合痛のある患者に噛みしめさせて痛みの有無を確認.

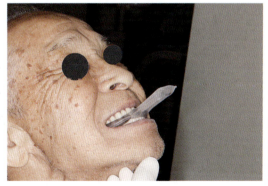

c. 痛みが消えれば咬合に問題あり.

図3-44 オムニバイト®による咬合関係の検査

2 トラブルへの対応

1) 咬合時に痛みがあるとき

　噛むと痛いと訴えられたとき，その原因としては，①義歯床粘膜面に起因する痛みと，②咬合に起因する痛みの2つが考えられる[11]．前者の義歯床粘膜面に起因する痛みとは義歯フレンジの過長部や義歯床下粘膜との不適合による痛みである．この場合，口腔内を観察すれば，義歯床辺縁に沿った発赤，潰瘍や，骨の隆起部などに限局した潰瘍がみられたりする（図3-45）．これら褥瘡性潰瘍は対応する義歯床内面もしくは床縁をバーで削除（リリーフ）すれば，多くは痛みが解消するため，比較的対応しやすい．

　一方，②の咬合に起因する痛みとは，咬合関係の不調和により咬合時に義歯が動いて口腔粘膜を圧迫することで生じる痛みである．このような義歯が動いて噛み込むという現象は，湖に浮かぶ小舟にたとえられるように，無歯顎顎堤上で容易に移動や脱離する総義歯の特殊性に起因する問題である．しかもこれが意外と多いにも関わらず，有歯顎症例に慣れた術者には，なかなか判断がむずかしい．もちろん①と②が複合した原因で痛みを生じている場合も多いが，①から②へと順番にその原因を潰していくのが妥当な対応である．

　そこでまず，片顎ずつ義歯を口腔内に装着してそれぞれが手指で押して痛くないかを確認し，痛みが解消するまで義歯床粘膜面の調整を行う．潰瘍があれば，まず皮膚鉛筆などを使ってその位置を確定し（図3-46），対応する部位を軽く削除する．次に前述したホワイトシリコーンやPIP®で義歯の当たりをチェックしながら，バーで痛みが解消するまで削除，調整していく（図3-47）．一回目はホワイトシリコーンで全

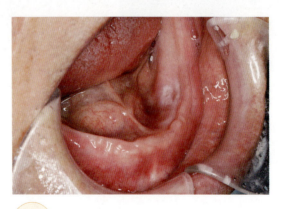

図3-45　舌側に褥瘡性潰瘍．

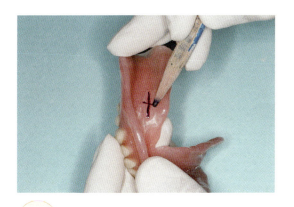

図3-46 a. 皮膚鉛筆で義歯側に十字を印記する.

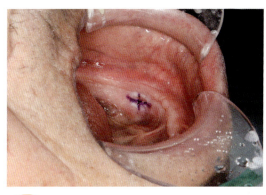

図3-46 b. 義歯を装着して粘膜面に転写して確認する.

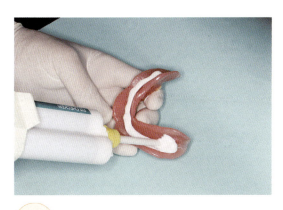

図3-47 a. ガンタイプのホワイトシリコーン.

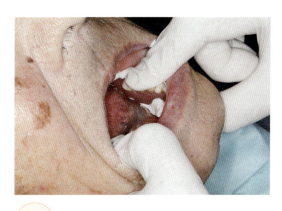

図3-47 b. 圧接して潰瘍部をチェックする.

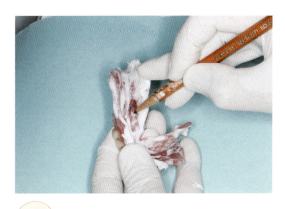

図3-47 c. 抜けたところを鉛筆でマークする.

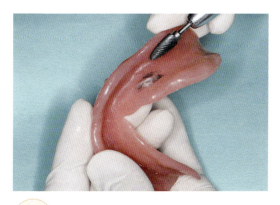

図3-47 d. 黒く塗られた部位を削除する.

第3章　総義歯装着後のメインテナンス

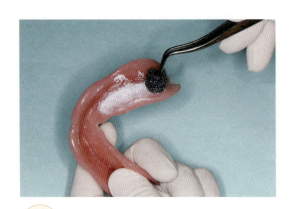
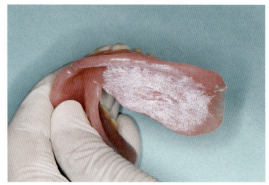

図3-48 a. PIP®でのチェック．

図3-48 b. 潰瘍部位に一致した当たりが確認できた．

体の適合状態を把握し，その後は限局的な当たりをPIP®でみていくという順番で行うと効率がよい（図3-48）．

　なお，義歯が当たって痛いというとき，その場所が高いというよりも，それ以外の場所の吸収が大きく，低くなっていることで相対的に当たりが生じる場合もある．要するに適合不良による義歯のガタツキから生じた痛みである．不適合が著しければ，適合の改善ため，次項に述べるリラインを実施するか，義歯の新製も考慮にいれなければならない．ただし，主訴である痛みの解消が第一であるので，当たっている部位の削除は必ず行う．

　義歯を手指で押す部位や加える力を徐々に強くし，さらに左右側を交互に押したり，ひねりを加えたりと義歯が動揺した場合に当たる部位をPIP®等でチェックし，痛みがなくなるまでバーで削除する．

　次に上下顎義歯を装着させ，咬合調整に移る．咬頭嵌合位で左右側が均等に咬合接触するように咬合調整を行う．次いで側方運動，前方運動についての咬合調整を行う．

　前述したようにPIP®でもホワイトシリコーンでも，手指で押した場合と咬合させた場合では結果が異なりやすい．良好な適合を示す義歯でも，早期接触部位の直下の粘膜は強く押されてシリコーンの層が薄くなり，反対に咬合が甘い部位ではシリコーンの層が厚くなる（図3-49）．「総義歯においては粘膜面と咬合面は表裏一体である」ということを常に念頭に置いて診療にあたりたい．

　なお，褥瘡性潰瘍等が著しい場合には，いったんティッシュコンディショナー（以下TCと略す）を使って粘膜調整を行い，痛みを解消し，粘膜を正常に戻す必要がある（図3-50）．TCは1週間程度で軟らかさを失うので，何度か引き直し，粘膜が正常に回復してから，後述するリライン等の対応に移る．TCはその効果が必要とされる部位に十分な厚さを確保し，そうでない部分は最小限の厚さでということが理想であ

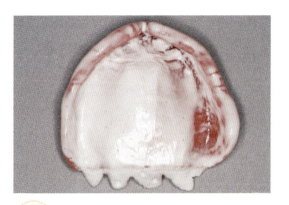

図3-49　**a.** 右側臼歯部の咬合接触が強い.

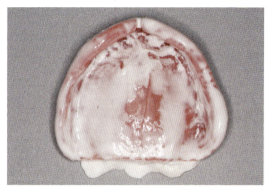

図3-49　**b.** 咬合調整によりシリコーンの層が薄く均等に.

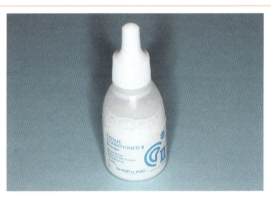

a. TC専用の分離剤（ティッシュコンディショナープライマー®，松風）

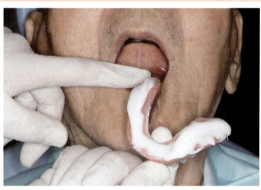

b. 口腔内に装着し，咬合させ，各種指示運動を行う.

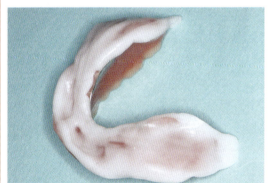

c. 取り出された義歯（粘膜面観）.

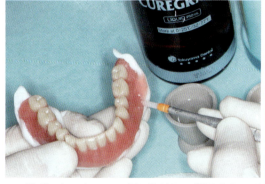

d. サポートのないTC部に筆積みで常温重合レジンを盛る.

図 3-50　ティッシュコンディショナーを使った粘膜調整

る．そのため潰瘍ができやすい骨の隆起部や鋭利な骨縁部など粘膜調整が必要とされる部位においては義歯床内面を十分に削除し，TCの厚みが確保できるように留意する．

なお，張り替えのために義歯床からTCを除去するのが意外と大変で時間がかかる．そこでTCを盛る前に，専用の分離剤を塗布しておくことを薦める．また，TCはレジンのサポートがなく床縁を延長すると，すぐに変形，劣化しやすい．床縁延長の必要な部位があれば，外側から常温重合レジンを筆積みで足して補強するとよい．

2）適合が悪いとき

顎堤吸収により義歯の適合が不良となった場合には，適合改善のためにリラインまたはリベースで対処するか，または義歯の新製を検討することになる．

(1) リラインとリベースの基本的考え方

リライン，リベースについて，日本補綴歯科学会ではそのガイドライン[14]の中で，下顎位と咬合関係は正しいが，義歯床粘膜面の適合が不良となった場合に義歯床を新しい義歯床用材料に置き換え，義歯床下粘膜との適合を図る診療技術であり，義歯床粘膜面の一層を新しい義歯床用材料に置き換えることをリライン，人工歯以外の義歯床を置き換えることをリベースと定義している．このようにリライン，リベースは咬合関係が正しいことが前提とされている．ところが，実際には顎堤吸収が進行した場合，その程度の差こそあれ，必ず咬合接触関係は変化しており，同時に人工歯の咬耗が生じている場合も多い．そのため，リライン，リベースを行うには，咬合調整や咬合面再形成により，それらが改善できるか否かの検査も必要となる．そこで，リライン，リベースを行う際には，①義歯床と顎堤粘膜との適合検査，②下顎位を含む咬合関係の検査，③顎堤粘膜の検査，以上3項目の検査が必須となる[15]．

リラインは日常臨床でも頻回に用いられる技術であるが，リベースについては頻度は少ないように思う．リベースの適応症としては，①義歯床用レジンの劣化や変色が著しい場合，②義歯床の強度が不足している場合，③修理やリラインにより口蓋部が厚くなる場合，④床翼の豊隆を改善する場合，⑤患者が人工歯の形態，色調，排列に愛着をもっている場合があげられている．しかし，使用中義歯を使って印象採得，咬合採得を行うのであれば，⑤以外の理由では，技工作業の煩雑さを考えれば，むしろ新しく義歯を作った方がずっと費用対効果が高いように思う．また⑤についても人工歯に破損があれば適応外となる．したがって，一般臨床では総義歯のリベースの適応症例はめったにないと考え，以下リラインについてのみ術式を記載する．

リラインには口腔内で直接新しい義歯床用材料に置き換える直接法と，口腔内で印

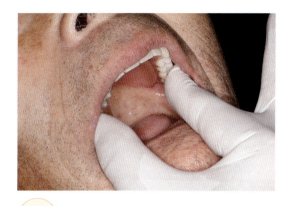

図3-51 上顎のリラインは手圧でしっかりと押す.

象採得した後に,技工室など口腔外で新しい義歯床用材料に置き換える間接法がある.直接法は接着性や物性で間接法よりも劣るが,操作が簡便で作業時間も短いことから,日常臨床では直接法が用いられることが多い.

(2) 直接法によるリライン

　咬合させてリラインするか,それとも手圧で押さえてリラインするかの判断が重要である.通常は上顎は手圧で行うべきである(図3-51).上顎では見かけ上よく噛んでいるようでも,小臼歯部の咬合が強く,咀嚼時には義歯が前方に偏位し,後縁に隙間ができているような症例もある.このような症例で咬合させてリラインを行えば,前述したように本来吸収しないはずの口蓋部が不必要に厚い義歯ができあがることになる.特に咬合時の前方偏位が大きいフラビーガム症例では咬合させてリラインすることは禁忌である.上顎第一大臼歯咬合面部をしっかりと手指で押さえてリラインする.はじめに上顎を安定させると,対合する下顎との咬合関係を確認,修正することも容易になる.

　一方,下顎総義歯では,ほどほどに咬合調整した後に,咬合させてリラインすると良好な結果が得られる場合が多い(図3-52).舌側床縁部を除き,義歯床下組織のほとんどで顎堤吸収がおこる下顎では,咬合させてリラインすれば,多少の咬合のズレがあったとしても,リライン材が義歯床と顎堤粘膜との間に介在して,そのズレを粘膜面で解消するように作用してくれる(図3-53).結果として顎堤へ咬合力が適正に配分される.このような現象こそが,「総義歯においては咬合面と粘膜面は表裏一体である」と言わしめる所以である.

　ただし,これは総義歯に限ったことで,部分床義歯の場合では決して咬合させてリラインをしてはいけない.咬合することでレストが浮けば,義歯の支持は大幅に損な

第3章 総義歯装着後のメインテナンス

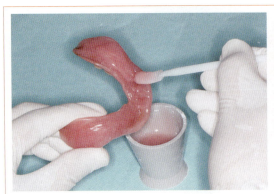

a. プライマーの塗布し，リライン材を盛る．

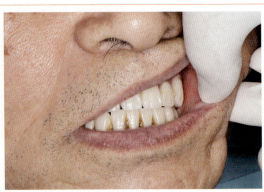

b. 下顎は咬合させてリライン．

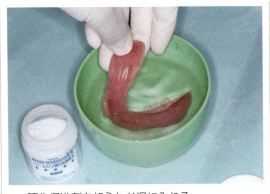

c. 硬化促進剤を加えたお湯に入れる．

図3-52 直接法によるリライン

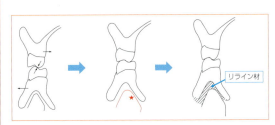

図3-53 リラインにより咬合のズレが補正される．

われる．レストがレストシートに確実に収まるよう，手圧で確実に保持することが部分床義歯では大切である．

（3）間接法によるリライン

間接法では，使用中義歯をトレーと見なして印象採得，咬合採得を行い，それを預かって模型材を注入し，作業模型を製作する．義歯の粘膜面にアンダーカットがあれば，印象材を盛る前にそれをバーで除去しておかないと，模型材硬化後に義歯を模型から外せない．また，重合後にレジンはわずかであっても変形するため，咬合関係が狂う恐れがある．預かった義歯をフラスコにそのまま埋没するのではなく，リライニングジグや咬合器を用いて咬合関係を変えないようにすべきである．

図3-54にティッシュコンディショナーによる粘膜調整に続いて，それをダイナミック印象として使い，間接法のリラインを行った症例を示す．ここでは軟質のリラインレジン（ソフリライナータフ®，トクヤマデンタル）を用いた．軟質レジンは義歯床

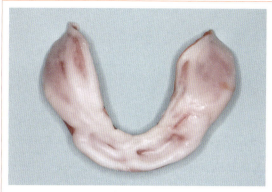

a. ティッシュコンディショナー（TC）によるダイナミック印象.

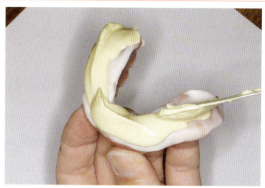

b. 石膏を盛り作業用模型を製作.

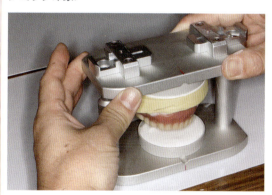

c. 模型をリライニングジグ（フィッティングジグ®, トクヤマデンタル）に装着し咬合面コアを採得.

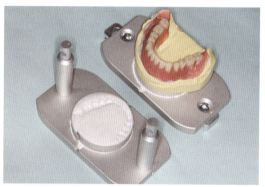

d. ジグを分離し咬合面コアを確認.

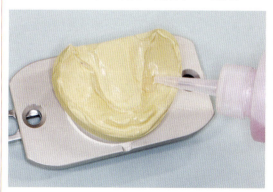

e. 義歯を取りはずした作業用模型に分離材を塗布する.

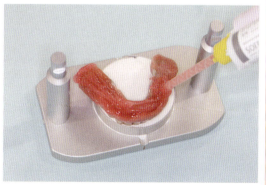

f. TCを除去し義歯を咬合面コアに戻し，プライマー塗布後にリラインレジン（ソフリライナータフ®）を盛る.

図 3-54 間接法による軟質裏装材のリライン（p.101 につづく）

下粘膜が菲薄で弾性が少なく，さらに唾液の減少なども伴って通常の硬質レジンでは咀嚼時の痛みが解消できない難症例などに効果的である．

3）咬合高径の低下や咬耗がみられたとき

　長期間の義歯の使用により咬耗が進み，咬合高径は低下する．特にレジン歯を使用している場合には咬耗の進行は著しい．咬合高径が低下すると下顎は前方に偏位しやすい（図3-30）．前歯部よりも臼歯部人工歯での咬耗が早く進む．前歯部の水平被蓋，垂直被蓋は徐々に減少し，ついには下顎前歯切縁が上顎前歯舌側面に当たり，上顎義歯への突き上げが起こる（図3-55）．そのため義歯の維持，安定は大きく損なわれる．このような上顎義歯の突き上げが長期に続くと，前述したフラビーガムや義歯性線維症の発症へとつながる．

　臼歯部人工歯では，咀嚼を主に担う機能咬頭が非機能咬頭よりも咬耗が進行しやすい．すなわち上顎では舌側咬頭，下顎では頬側咬頭での咬耗が進むため，前頭面から観察した咬合面を連ねる咬合彎曲（モンソンカーブ）は徐々に緩やかになり，やがて逆転してアンチモンソンカーブを呈することになる（図3-56）．アンチモンソンカーブでは咬合平衡が得られず下顎の側方運動が制限されるため，咀嚼運動は乱れ，義歯の安定は損なわれる．また，人工歯に頬側方向への力が作用するため，義歯のたわみが大きくなり，後述する義歯の破折を招く．機能咬頭の喪失により咀嚼能率は著しく低下する．このような咬合高径の低下は徐々に起こり，発音や嚥下機能への影響は比較的少ないため，患者が気づかないままに進行している場合が多い．

　咬耗による咬合関係の変化がわずかな場合には，咬合調整や人工歯の形態修正で対処する．しかし，咬合調整での対応が不可能なほどの嵌合位の著しい偏位や咬合高径の明かな低下がみられる場合には，咬合面再形成か義歯の新製を検討することになる．

(1) 咬合面再形成

　咬合面再形成により大幅な人工歯咬合面の修正を行う場合には，直接口腔内で行う直接法と咬合器に装着して行う間接法がある．一般的には常温重合レジンを添加することで対応するが，常温重合レジンは咬耗が早いので，暫間的な処置と考えるべきである．硬質レジン歯では接着面の処理の後，光重合型コンポジットレジンを築盛する場合もある．

　対応のしやすさから，付与する咬合様式はリンガライズドオクルージョンとする．はじめに上顎舌側咬頭が明確になるように，そこにレジンを添加するか，頬側咬頭内斜面を削合するなどして人工歯の形態修正を行う．次に修正した舌側咬頭に噛み合う

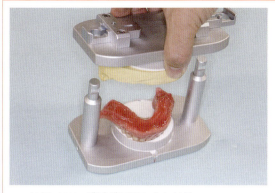
g. リライニングジグを組み合わせる.

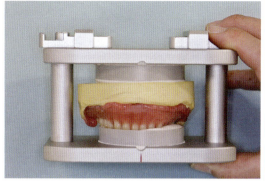
h. 作業用模型と合わせて硬化を待つ.

図 3-54 間接法による軟質裏装材のリライン

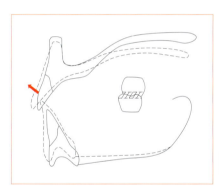

図3-55 臼歯部咬耗による前歯部の突き上げ.

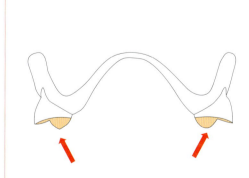
a. 機能咬頭から咬耗が進行するためアンチモンソンカーブを呈する.

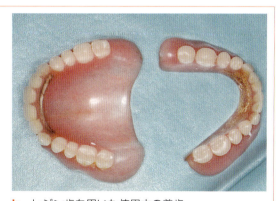
b. レジン歯を用いた使用中の義歯

図 3-56 咬耗による咬合彎曲の変化（p.102 につづく）

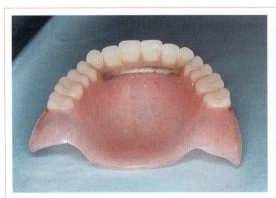
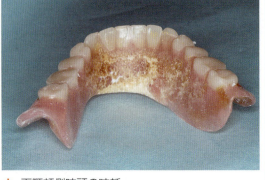

c. 上顎舌側咬頭の咬耗　　　　d. 下顎頬側咬頭の咬耗

図3-56　咬耗による咬合彎曲の変化

　ように下顎人工歯咬合面にレジンを添加して嵌合位を決定する．ただし，上下顎両方にレジンを添加する必要があれば，間接法が望まれる．
　図3-57に下顎のみで対処できた直接法でのステップを示す．すぐにレジンを盛って咬合させるのではなく，はじめにパラフィンワックスで，中心咬合位でのチェックバイトを採得し，咬合高径や嵌合位を確実に決めてからレジンに置き換える．左右の第一大臼歯部のワックスだけを削除し，そこにプライマーを塗布する．前もって上顎人工歯にはワセリンを塗布しておく．下顎第一大臼歯咬合面に筆積み法で常温重合レジンを盛る．口腔内に上下顎義歯を装着し，残りの咬合面のワックス部分をガイドとして軽く咬合させる．常温重合レジンの初期硬化が確認できたならば義歯を取り出す．添加したレジンに上顎人工歯の咬頭が印記されていることを確認する．上顎舌側咬頭頂に対応する圧痕に鉛筆で黒点をマークする．その黒点を残し，カーバイトバーで追加した常温重合レジンを削除，形態修正する．残りのワックスをすべて撤去し，再度口腔内に義歯を装着し，中心咬合位で左右均等に咬合できるかを確認する．必要があれば咬合調整を行う．嵌合位の保持が確認できたならば下顎の残りの臼歯部咬合面にプライマーを塗布する．同様に常温重合レジンを盛り，口腔内に戻し，第一大臼歯部をガイドとして軽く咬合させて上顎の他の咬頭を下顎咬合面に印記させる．同じく上顎舌側咬頭頂に対応する圧痕を鉛筆でマークし，それを残して咬合面形態をバーで形成し，研磨して仕上げる．
　くり返すが，添加した常温重合レジンはかなり早く咬耗することを決して忘れてはいけない．

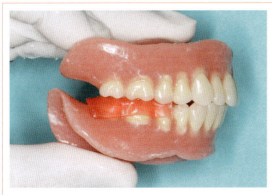

a. チェックバイトの採得.

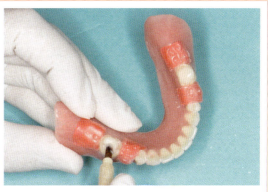

b. 第一大臼歯部のワックスを削除し，そこに常温重合レジンを盛る.

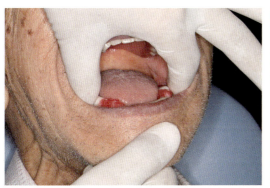

c. 口腔内に戻し軽く咬合させる.

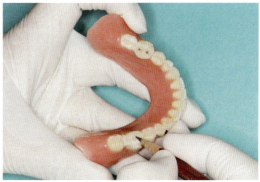

d. 上顎舌側咬頭に対応する圧痕を鉛筆でマークする.

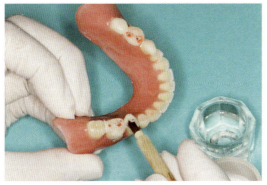

e. 残りのワックスを撤去し常温重合レジンを盛る．第一大臼歯部をガイドとして咬合させ残りの咬頭も印記する.

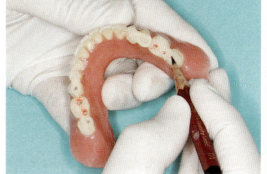

f. 圧痕をマークし咬合面形態を修整する.

図 3-57 直接法による咬合面再形成

4）義歯の破折

総義歯の破折部位は，上顎，下顎ともに義歯床正中部からの破折が多いことが報告されている[16]．破折の始点は左右中切歯切縁隣接部から起こり，上顎では上唇小帯，下顎では舌小帯など義歯床が狭小となっている部位が破折を助長する[17]．

(1) 義歯の破折の原因

破折の原因によって対応は異なる．患者の不注意や偶発的な事故などにより誤って落としたことでの破折ならば問題は少ない．しかし，何らかの原因で義歯に曲げ応力が繰り返し加わり，義歯床用材料が疲労して起こった破折では，その原因を十分に精査し，それを取り除かなければ，すぐにまた破折を繰り返すことになる[18]．

①取り扱いの不注意による落下

義歯清掃中や着脱時に誤って落下させたことによる衝撃で人工歯や義歯床が破折，破損することがある．特に義歯清掃中では手が滑りやすいことから落下による破損を生じやすい．落下しても破損しないようにと，水を張った洗面器の上での清掃指導が従来よりなされている．最近では義歯を清掃する際に汚れた水を溜めるよりも流した方が清潔ということからか，ザルの上で清掃することも推奨されている（図3-58）．

②繰り返しの曲げ応力に起因する破折

(i) 義歯床粘膜面に起因する問題

石膏模型上では同じに思えても，実際の口腔内での義歯床下粘膜の厚さはさまざまで，被圧変位量は部位により異なっている．そこで，咬合力により沈下しやすい部位とそうでない部位が生じることになる．たとえば上顎の口蓋正中に位置する口蓋隆起部などは，歯槽部に比べて粘膜が薄く被圧変位量が小さいため，ここを支点として噛む度に義歯がたわみ，曲げ応力が正中部に集中する．さらに顎堤の吸収は，口蓋部を除き天然歯の元々あった歯槽部で進行するため，経年的な義歯の適合性の低下により，正中部を支点とした義歯のたわみはますます大きくなり，破折へと繋がっていく（図3-59）．

そこで，前もって骨の隆起部などは適切にリリーフしておく必要があり，これがなされていないと早期に破折する恐れがある．

(ii) 咬合面に起因する問題

臼歯部人工歯に頬側方向へ咬合力が強く作用すると，義歯のたわみは大きくなる．そこで，臼歯部人工歯の排列位置が大きく頬側寄りに排列されていると不利になる（図3-60）．また，側方調節彎曲が適切に付与されていない排列では，頬側方向に咬合

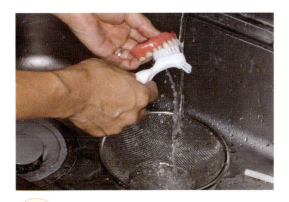

図3-58 落下による破折防止のためにザルの上で清掃する．

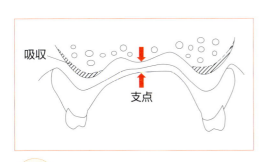

図3-59 a. 顎堤の吸収が義歯のたわみを助長する．

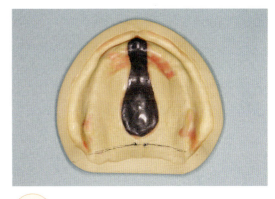

図3-59 b. 支点となる口蓋隆起部はリリーフが必要である．

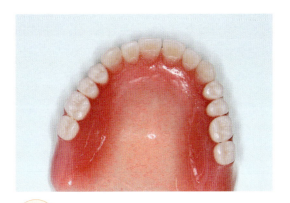

図3-60 臼歯部人工歯が頬側寄りに排列されていると不利．前歯部正中に破折線がみられる．

力が強く作用する．しかし，排列位置が適性であっても長期間使用していると，前述したように機能咬頭から咬耗が進み（図3-56a），咬合彎曲が水平からアンチモンソンカーブへと変化し，咬合高径は低下していく．こうなると頬側方向へ作用する力がさらに強くなり義歯床がたわみ，支点となる義歯の口蓋正中線部に応力が集中し，破折する．これらはレジン歯を用いた場合には比較的早期に起こる．

(2) 義歯床の修理法

図3-61に実際の修理方法を示す．破折した義歯を手で持って合わせてみる．確実に破断面が元の状態に戻せる場合には，瞬間接着剤で仮固定する．レジンのモノマーを垂らすと瞬時に硬化する．破断面の戻りが悪い場合には，いったん口腔内に戻し，接合部に常温重合レジンを盛って仮固定する．接合部の境（破折線）が明確にわかるように鉛筆マークしておくと後の操作がしやすい．

破折部に厚みがある場合には，裏表から半分の厚さだけバーで削除しては片面ずつ順に常温重合レジンで修理する方法もある．しかし，この方法では不確実なので，面倒がらずに即硬化性石膏（キサンターノ）またはヘビーボディータイプのシリコーンで土台を作り固定する方がよい．土台の模型を作るに際しては，水で濡らしたワッテを使うと簡便に義歯のアンダーカット部を塞ぐことができる．石膏硬化後，ラウンドバーで破折線に沿ってレジンを広く削除する．石膏の土台から取り外しができる場合には外して削除する．取り外しがむずかしい場合にはそのままで破折部のレジンを削除する．石膏を傷つけずにレジンだけを削るのはむずかしいが，破折部周囲のレジンを確実に削除するためには土台の石膏の中まで深く掘り込んでも問題ない．掘り込んだ部分は義歯床粘膜面にレジンの突起として現れるので，重合後に容易に削除，調整できる．レジン用プライマーを接合部に塗布後，筆積みで常温重合レジンを盛る．修正，研磨分も考慮し，余分に広く，厚くレジンを盛るのがよい．お湯につけて重合を完了させる．圧力釜があればなおよい．重合後，石膏を壊して義歯を取り出し，形態修正，研磨を行い完成させる．

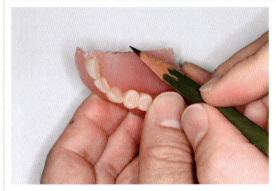
a. 破折線が明確にわかるように鉛筆でマーク.

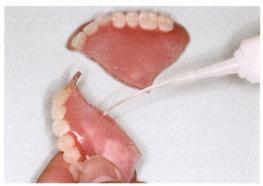
b. 瞬間接着剤で仮固定.

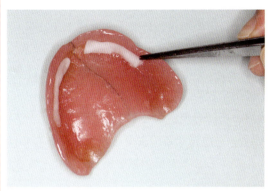
c. 濡らしたワッテでアンダーカット部を埋め石膏を盛る.

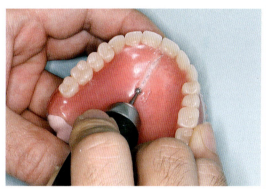
d. ラウンドバーで破折線に沿って削除する.

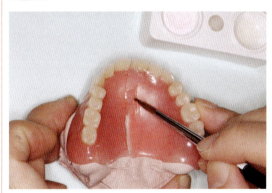
e. プライマー塗布後,常温重合レジンを盛る.

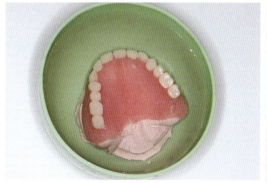
f. お湯につけて重合を完了する.

図 3-61 間接法による義歯の修理

(3) 補強線

　補強線を入れる場合には，補強線の長さ，厚さ，設定部位，表面処理方法に十分留意する．使用法を誤れば，かえって義歯の強度を損ねることになる[19]．

　まず補強線自体に剛性がなければ補強効果は期待できない（図3-62）．直径1.0mm程度の細いクラスプ線では効果はなく，半円形のレスト板など剛性の高い屈曲線を用いたい．設定部位については，補強線がレジン床の薄い部位内だけで終わっては，むしろ強度の低下を招く．補強線の遠端は破折しやすい薄い部位を超えて延ばし，厚みのある後方まで延長する（図3-63）．また，補強線の埋入位置については，レジン床の厚みの中央部ではなく，荷重側や反対側に埋入すると補強効果が高い．さらにレジンは圧縮力よりも引っ張り力に弱いことから引っ張り力が加わりやすい側に補強線を設置する方がよいとされている．そこでレジン床の中央ではなく表面側1/3に埋入するのが補強効果は高いと考えられている[20]．

　また，補強線がアクリリックレジンと接着していなければ，補強線の厚みだけレジンが薄くなるため，かえって補強線部が破折の起点となりかねない．そこで義歯床レジンに確実に接着させるためには，補強線の表面処理が重要となる．サンドブラスト処理の後，使用する金属に適したプライマーを塗布する．より確実性を期すならば，接着性レジンを介して埋入操作を行う．こうすることで補強線金属と一体化して義歯床の剛性は高まる．

　破折は前述したように義歯の不適合や咬合の不調和が原因となっている場合が多い．修理後には必ず適合や咬合のチェックを行う．咬合調整は必須であり，リラインが必要な症例もきわめて多い．また，頻回の修理で床の劣化が著しい場合には，義歯の新製も検討すべきであることを患者に伝える．

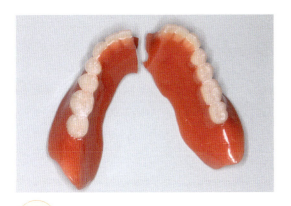

図3-62 **a.** 下顎義歯の破折.

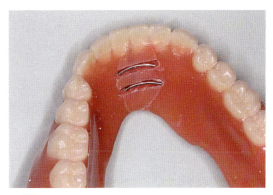

図3-62 **b.** 細く短いクラスプ線では補強効果は期待できない.

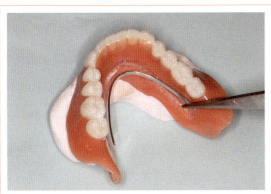

a. 補強線を入れるスペースを確保.

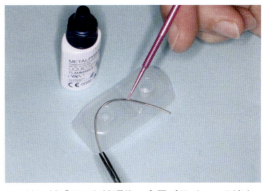

b. サンドブラスト処理後，金属プライマーの塗布.

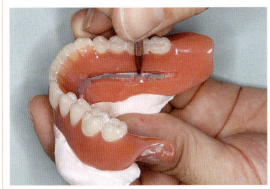

c. 常温重合レジンで固定する.

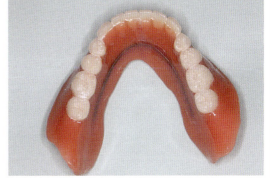

d. 修理が完了.

図 3-63 補強線を追加しての下顎義歯の修理

5）人工歯の脱離と破折

　前歯部人工歯の脱離や破折は患者も気づき，即座の対応を求めて来院されるが，臼歯部人工歯の破損などは自覚がないまま過ごされている場合も多い．トラブルが起こった原因を推測し，その原因を排除しなければ，修理しても同じ問題を繰り返すことになる．また，使用されている人工歯の材質によって，修理への対応は異なる[21]．

(1) 人工歯の脱離

　人工歯の脱離はそこに過度な咬合力が集中したことによる場合がほとんどであり，さらに義歯製作時の技工上の操作ミスが重なった場合に起こりやすい．技工操作上のミスとは，流ろう，填入，重合という一連の技工作業において，人工歯基底面へのワックスや分離剤の残留，填入時の圧不足などがあった場合である．脱離した人工歯の基底面と脱離部の義歯床用レジンを観察し，界面から剥離している場合，いわゆる界面破壊がみられた場合にはこの技工操作ミスが関わっていたと推測される．一方，人工歯の基底面の一部が破損してレジン床側に残留していた場合，いわゆる凝集破壊がみられた場合には，過度な咬合力が繰り返し集中していたと推測される．

　患者が脱離した人工歯を持参し，その損傷が少ない場合には再利用する．人工歯を喪失したり，破損が大きかった場合には新しい人工歯に取り替える．しかし，使用された人工歯の製品名，メーカー名，形態，色調がわかっており，かつ手元にその在庫がある場合は少ないと思われる．前歯部人工歯の脱離は緊急性が高いため，手元にある中で近似した色調，形態の人工歯を選択し，修理に当たらざるを得ない．

　図3-64に修理の手順を示す．脱離した人工歯の再利用が可能な場合には，人工歯が元の位置に戻るかを確認する．レジン歯，硬質レジン歯の場合は，人工歯の基底面とそれに対応する義歯床の脱離部をラウンドバーで削除する．唇側面はわずかに新鮮面を出すだけに留め，舌側に修理用レジンの厚さが確保できるように削除量を調整する．新しい人工歯を使う場合も同様に基底面を削除し定位置に戻るように調整する．安定しない場合や数歯におよぶ場合にはワックスで仮排列後，唇側のコアを採得して，それを使って固定する方法もある．脱離部にレジンプライマーを塗布後，人工歯を戻し，舌側から常温重合レジンを小筆で添加し，固定する．研磨分を考慮して舌側にやや多めに盛り，温湯につけて硬化を待つ．硬化後に形態修正，研磨を行い完成する．

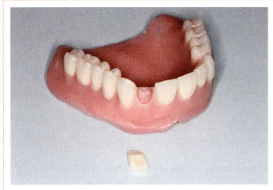
a. 人工歯の脱離.

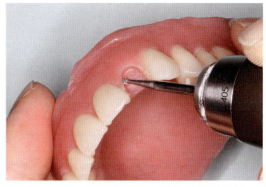
b. 唇側面はわずかに新鮮面を出すだけに止める.

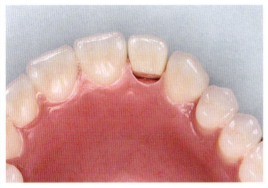
c. 舌側にレジンの厚さが確保できるように調整する.

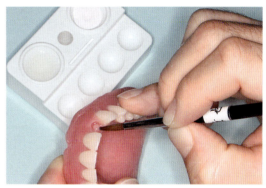
d. レジンプライマーを塗布し常温重合レジンを盛る.

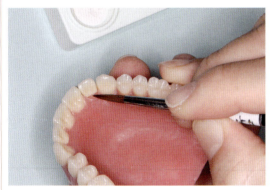
e. 舌側には多めにレジンを盛り固定する.

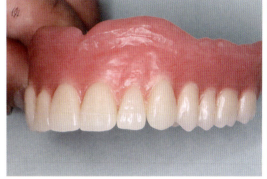
f. 形態修正,研磨し完成する.

図 3-64 脱離した人工歯の修理

(2) 人工歯の破損

　取り扱いの不注意による落下を除けば，人工歯の脱落と同じく過度な咬合力の集中がほとんどの原因である．それが，中心咬合位で起こっているのか，それとも偏心運動時に過剰な力が加わっていたのかを見極める．

　破損への対応としては，①常温重合レジンの添加修理，②光重合型コンポジットレジンの添加修理，③新しい人工歯に置換，④形態修正などがあげられる．その選択にあたっては，陶歯，レジン歯といった人工歯の材質の違いや，前歯部なのか臼歯部なのかといった部位による違いに留意する必要がある．

　陶歯では常温重合レジンの接着が得られないため添加修理はむずかしい．新しい人工歯に置換することが第一選択となる．陶材焼付冠の修理と同じと考えればシアンカップリング処理後，光重合型コンポジットレジンで修復することも可能ではあるが，再破損が危惧されるので適応症はきわめて少ない．臼歯部のわずかなチッピングならば，鋭縁部をバーで丸める程度の修正ですましても機能上での問題は少ない（図 3-65）．

　一方，レジン歯は常温重合レジンで簡単に修理できる．ただし，常温重合レジンは容易に咬耗するので，短期的，暫間的な処置だと考えるべきであろう．硬質レジン歯もレジン歯に準じて常温重合レジンでの修理も選択肢となり得る．予知性を考えれば，表面の接着処理を行い，光重合型コンポジットレジンでの修復を検討すべきであろう（図 3-66）．

　人工歯の修理が終了したら必ず咬合調整を行う．中心咬合位での早期接触は確認しやすいが，偏心運動時の咬合干渉は見逃しやすい．咬合調整があまいと，せっかく修理しても破折を繰り返すことになる．

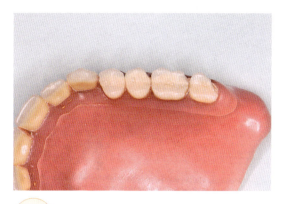

図3-65 陶歯の破折．形態修正に留める．

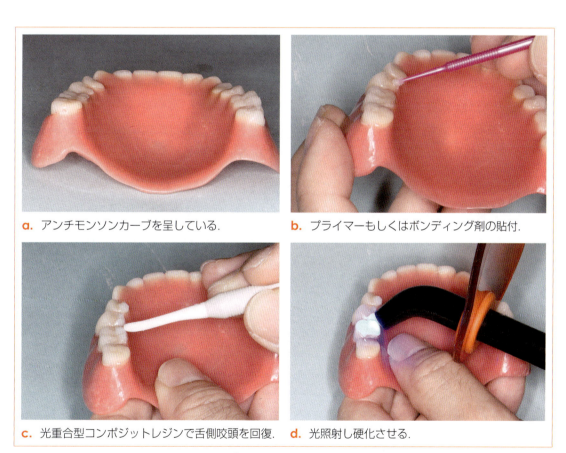

a. アンチモンソンカーブを呈している．

b. プライマーもしくはボンディング剤の貼付．

c. 光重合型コンポジットレジンで舌側咬頭を回復．

d. 光照射し硬化させる．

図3-66 コンポジットレジンによる咬合面の再形成

6）義歯が汚れるとき

　義歯の汚れには比較的新しく付着したと思われるものと長期にわたって形成されたものがあり，その性状からは食物残渣，ステイン，デンチャープラークおよび歯石様の沈着物に分けられる．汚れを放置すると，義歯性口内炎やさらには誤嚥性肺炎の発症にもつながるとされている[9]．

　それらの対応は基本的には患者自身の毎日の義歯清掃（ホームケア）に係っている．すなわち義歯用ブラシによる機械的清掃と義歯洗浄剤による化学的清掃の2つを併用させることである．義歯清掃へのモチベーションを高めるために患者指導が重要であるが，高齢者では患者本人よりも，むしろ家族や介護者への指導が欠かせない場合も多い．

　義歯用ブラシによる清掃には歯磨き粉の使用は禁止とされている．含有されている研磨剤が義歯床表面を傷つけ，カンジダの温床になるとの理由からである．ただし，最近では研磨剤を含まない泡タイプの義歯用洗浄剤も発売されており，使用が推奨されている（図3-67）．義歯洗浄剤の使用頻度は以前は週2～3回程度でよいとされていたが，最近では毎日使用すべきとの見解が広く伝わっている（図3-68）．ただし軟質裏装材やティッシュコンディショナー貼付時には，その表面を粗造にするとの理由から使用が限られている洗浄剤もあるため，製品の選択には適切なアドバイスが注意となる．

　デンチャープラークが取り除けないままでいると，やがて石灰化して歯石様の沈着物となる（図3-11）．こうなると患者本人では除去できないため，歯科医院でのプロフェッショナルケアが必要となる．大きなものはバーやスケーラーで削り取るが，プロ用の強力な義歯洗浄剤（図3-69）に超音波洗浄器を併用すれば，10分程度でかなりの歯石様沈着物でも溶解できる（図3-70）．スチームクリーナーがあれば，細かなすき間についた着色などの汚れも簡単に除去できる（図3-71）．さらに，レーズやバフなどを使って義歯全体を再研磨してあげると，汚れがいっそうつきにくくなる（図3-72）．

　このようなプロフェッショナルケアを定期的に行うことで，患者によるホームケアの効果を高めることができる．

（鈴木哲也）

文　献

1) Atwood DA：The reduction of residual ridge. A major oral disease entity. J Prosthet Dent, 26：266-279, 1971.

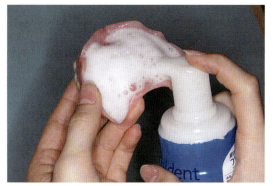

図3-67　研磨剤を含まない泡タイプの義歯用洗浄剤（ポリデントフレッシュクレンズ®，グラクソ・スミスクライン）．

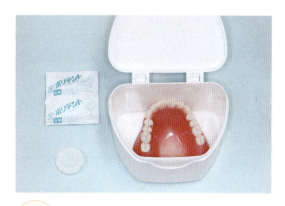

図3-68　義歯洗浄剤は毎晩使用する．

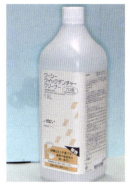

図3-69　プロ用の強力な義歯洗浄剤（クイックデンチャークリーナー®，ジーシー）．

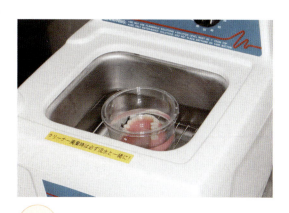

図3-70　超音波洗浄器を併用する．

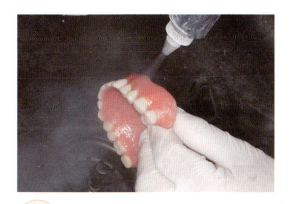

図3-71　スチームクリーナーで洗浄．

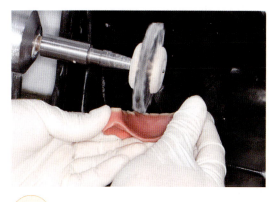

図3-72　レーズで義歯全体を再研磨．

2) Tallgren A：The continuing reduction of the residual alveolar ridges in complete denture wearers：a mixed-longitudinal study covering 25 years. J Prosthet Dent, 27：120-132, 1972.
3) Carlsson GE：Responses of jawbone to pressure. Gerodontology, 21：65-70, 2004.
4) Carlsson GE：Clinical morbidity and sequelae of treatment with complete dentures.（review）. J Prosthet Dent, 79：17-23, 1998.
5) Bergman B, Carlsson GE：Clinical long-term study of complete denture wearers. J Prosthet Dent, 53：56-61, 1985.
6) Fenlon MR, Sherriff M：An investigation of new complete denture quality and patients' satisfaction with new complete dentures using structural equation modeling. J Dent, 36：427-434, 2008.
7) 柿木保明：唾液分泌と口腔乾燥の評価方法．柿木保明，他編；看護で役立つ口腔乾燥と口腔ケア，p.58-75，医歯薬出版，東京，2005．
8) 安細敏弘，柿木保明 編：今日からはじめる！ 口腔乾燥症の臨床─この主訴にこのアプローチ．p.44-47，86-100，医歯薬出版，東京，2008．
9) 亀田行雄，加藤正治 編：義歯をみる・口をみる・人をみる　義歯装着患者のメンテナンス．p.11-16，114-123，医歯薬出版，東京，2012．
10) Watt DM, MacGregor AR：Designing complete dentures. 2nd ed. p.166-167, Wright, Bristol, 1986.
11) 鈴木哲也：よい義歯だめな義歯鈴木哲也のコンプリートデンチャー17のルール．クインテッセンス出版，東京，2011．
12) 鈴木哲也，大木明子：全部床義歯補綴の床形態に関する統一見解．日補綴会誌，8:18-23，2016．
13) 鈴木哲也：誌上ディベイト　フルバランスドオクルージョンかリンガライズドオクルージョンか　咀嚼時の咬合接触からみた全部床義歯の咬合．補綴誌，48：664-672，2004．
14) 日本補綴歯科学会：リラインとリベースのガイドライン．補綴誌，51：153-181，2007．
15) 鈴木哲也，織田展輔：義歯のメンテナンス（1）リラインとリベースの重要性．YEAR BOOK 2009 現代の治療指針．p.86-87，クインテッセンス出版，東京，2009．
16) 大谷隆之，前田芳信，榎本佳代子，他：義歯修理症例に関する検討　第1報　レジン床破折症例の調査．補綴誌，35：977-982，1991．
17) Darbar UR, Hugget R, Harrison A：Denture fracture- a survey. Br Dent J, 176：342-345, 1994.
18) 松本直之 編：無歯顎補綴の臨床Q＆A　成功のための問題点と対策．p.248-250，医歯薬出版，東京，2006．
19) 岡田政俊，前田芳信，野首孝祠，他：加熱重合型接着性レジンに関する研究─レジン床義歯におけるコバルトクロム線の補強効果について．補綴誌，29：78-84，1985．
20) 佐藤裕二，北川 昇：補強線を応用しても破折を繰り返す義歯．村田比呂司，土屋賢司 編；補綴臨床別冊　クラウンブリッジ・インプラント・デンチャー　補綴臨床のトラブルシューティング，p.166-167，医歯薬出版，東京，2011．
21) 村田比呂司，馬場一美 編：補綴臨床別冊　DENTURE REPAIR．p.12-33，38-41，72-75，医歯薬出版，東京，2015．

第4章 インプラント治療後のメインテナンス

1 はじめに

　インプラント上部構造装着後のメインテナンスは，長期的にインプラント治療を成功に導くために不可欠である．インプラントに関する基本的なメインテナンスは，炎症のコントロール（プラークコントロール）と力のコントロール（補綴装置・咬合の管理）を適切に行うことでその予知性が高まる（**表4-1, 4-2**）．

　インプラント上部構造はさまざまな形態，結合様式を有するため，効果的な清掃方法は歯科衛生士と患者が共同作業で見つけていく必要がある．インプラントにおけるプラークコントロールの基本は，天然歯とインプラントの周囲歯肉組織の組織学的な違いを理解することである（**図4-1**）．インプラントにおけるプラークコントロールの目的は，インプラント上部構造あるいはアバットメント周囲のポケット内のバイオフィルムを取り除くことである．インプラント上部構造は複雑な構造を有し，天然歯より口腔衛生には工夫が必要である．なお，口腔衛生の具体的な方法や使用器具，患者指導に関しては補綴装置の種類によって異なるため，各論を参照されたい．

　インプラント上部構造体に関連する合併症の多くは生理的機能圧（咀嚼・咬合）および非生理的機能圧（クレンチング・ブラキシズム等）に関連することが多い．これは歯科医師がリコールの際に行うべき作業であり，咬合接触状態や側方運動時の非生理的な接触をチェアサイドで確認して咬合の調整・管理を行う．この『力のコントロール』が適切に行われない場合には，前装材料の破折（チッピング），アバットメントスクリューの緩み等の補綴学的な合併症に始まり，異常な骨吸収や骨結合の喪失，インプラント体の破折等の重篤な生物学的合併症へ波及する．また，為害性のある応力集中部位にバイオフィルムが存在すると，軟組織の炎症のみならず骨吸収が相乗的に進行するために，これらのメインテナンス項目は車の両輪のように常に連動させながら実施されるべきである．

第4章 インプラント治療後のメンテナンス

表 4-1 メインテナンス時に行う検査項目・処置内容

メインテナンスの間隔	●上部構造装着時をベースラインとする メインテナンスの間隔は症例により異なる．一般的に装着直後は比較的短期間に来院させて問題点等を抽出する．その後，清掃状態等を見極めてリコールの期間を決定する．
評価すべき項目	●インプラント体と上部構造 動揺の有無，上部構造の破損の有無，歯石・プラークの付着状態，食片圧入の状態，各種清掃器具による清掃性の確認 ●周囲軟組織 歯肉炎症の有無，浸出液・排膿状態，プロービング時の出血，角化歯肉の幅・変化，インプラント周囲の軟組織の変化（増殖・退縮状況） ●残存歯 う蝕，歯周病の状態・変化，補綴装置の状態 ●咬合 咬合状態，咬合力，偏心位運動時の干渉
画像検査等	●X線検査 ・口腔内X線撮影（デンタル），パノラマX線撮影（オルソパントモ）：ベースライン時に今後の比較のために撮影する．その後，被曝を考慮して1〜1.5年に一度撮影する．デンタルもしくはオルソパントモは症例，治療範囲，残存歯の状況とにより使い分ける ・CT撮影：合併症等で必要がある時のみ
処置	●歯科医師 口腔内全体の状況把握，口腔衛生状態のチェックと清掃内容および指導内容の指示，咬合状態の確認，各種問題点（インプラント周囲炎，補綴学的合併症等）に対する処置 ●歯科衛生士 口腔衛生指導，口腔衛生（PTC），さまざまな問題点の聞き取り，生活指導

表 4-2 局所的リスクファクターとそれに対する予防措置

局所因子	予防措置
口腔内清掃状態 歯周病履歴（歯周病罹患歯の存在）	・インプラント治療前の歯周治療の徹底化 ・ホームケア，リコールにおける清掃の徹底化
易清掃性の補綴設計 易清掃性の補綴装置形態（デザイン） インプラント周囲のポケット深さ インプラント体表面性状	・チタン，ジルコニア製アバットメントの使用 ・フィニッシュラインを歯肉縁下の浅い部分に設定 ・インプラント埋入位置，深さ，角度への配慮 ・適切なインプラント径の選択，必要に応じての唇頬側部への骨造成 ・除染しやすい表面性状のインプラントを用いる（各種研究報告を参照）
残存歯・上部構造の咬合管理 （力のコントロール）	・適切な咬合調整・管理 ・バイトプレーン，ナイトガードの使用 ・経時的な咬合状態の確認（リコール時）
粘膜下異物（主にセメント残留）	・スクリュー固定方式採用 ・セメント流出孔の設置 ・セメンティング方法への配慮 ・フィニッシュラインの設定位置
隣在歯の根尖病変	・術前に根管治療を確実に行う
周囲角化粘膜の存在	・遊離歯肉移植術，根尖側移動術，結合組織移植術等の周囲歯肉環境改善方法の併用

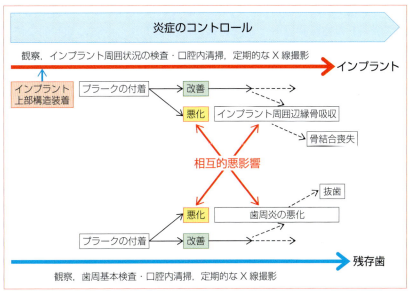

図 4-1 炎症のコントロール概念

インプラントと残存歯における炎症のコントロールとその相互関係を示す．細菌感染による周囲組織炎症を最小限に留め，隣在する硬組織の吸収を予防することが重要である．

2 補綴装置別のメインテナンス

　インプラントの上部構造は可撤性および固定性補綴装置に大別でき，それぞれの特徴を理解しすることが適切なメインテナンスを行う上で最も重要である．ここでは各種上部構造の特徴とそれに伴う「炎症のコントロール」，すなわちプラークコントロールを中心に解説する．

1) インプラントのメインテナンスで使用する基本的な器具

　インプラント治療に伴い，患者にはプラークコントロールを確実に行うことを求める．しかし，なぜ厳しいプラークコントロールが必要であるかを掘り下げて考察する機会は少ない．患者に対する動機付けのためにもここで整理をしておきたい．インプラント（体・アバットメント・上部構造）は人工物であり生体からみると非自己である．そのために炎症等による異物除去反応は天然歯に比較して発生しやすい．これは天然歯とインプラントの周囲軟組織の組織学的構造の違い[1]により，プラークによる炎症に対する抵抗性が低いことに起因する（**表4-3**，**図4-2**）．

　口腔ケアに使用する清掃器具は天然歯列の場合とほぼ同様である．患者が家で使用するものは基本的には①歯ブラシ，②歯間ブラシ，③デンタルフロスである（**図4-3**）．インプラントの補綴装置および残存歯の状況により，さらに補助的な清掃器具を組み合わせて口腔ケアの指導を行う．また，リコール時には歯科衛生士によるPTC（Professional Tooth Cleaning）を行う．

表4-3 インプラントが天然歯と比較して，より徹底したメインテナンスが必要な理由

1. インプラント（体・アバットメント・上部構造）は非自己である
2. 歯根膜がない
3. インプラント周囲軟組織は構造が疎（歯肉線維の種類，量，走行）
4. インプラント周囲軟組織は脈管系が乏しい（血液供給元の違い）
5. 上部構造の形態や材質によってはプラークが蓄積しやすい

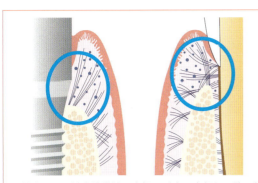
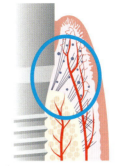
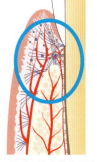

天然歯周囲の結合織繊維は歯根に垂直に走行し，強い結合を示す．インプラント周囲では平行に走行しており結合も弱い．

天然歯周囲の血液供給は歯根膜・骨膜・結合織から確保される．インプラントでは歯根膜からの供給がないため，骨頂周囲の結合織への血液供給状態が異なる．

図4-2　インプラントと天然歯の周囲硬・軟組織模式図
歯肉線維の走行や量，栄養供給状況の違いが炎症抵抗性および進行性に影響を与える．

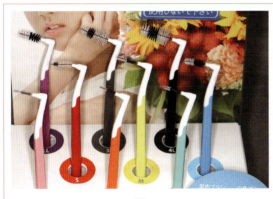

図4-3　基本的な清掃器具

a：歯間ブラシ
　インプラントの上部構造に合わせて適切なサイズの歯間ブラシを選択しなくてはならない．使用する歯間ブラシのサイズを予め技工所に伝達し，上部構造の形態に反映させることは有効である（**図4-4d** 参照）．
b：スーパーフロス
　症例によってインプラントあるいは天然歯用のスーパーフロスを選択して，正しい使用方法を教授する．

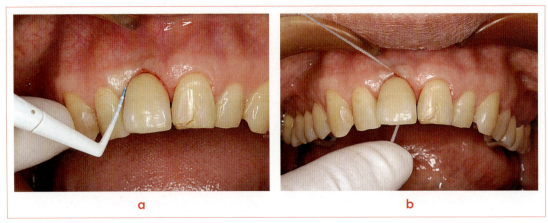

図 4-4 クラウン・ブリッジタイプの上部構造におけるメインテナンス

2）固定性上部構造

(1) クラウン・ブリッジタイプ

　クラウン・ブリッジタイプのネジ固定式上部構造は単独歯欠損から無歯顎に至るまですべての欠損形態において応用される．インプラント上部構造が過度の負荷を受けた際に，アバットメントスクリューならびに補綴装置固定用ネジの緩みや破折等が指摘される（図 4-4）．

(2) ボーンアンカードブリッジ

　主に無歯顎あるいは多数歯欠損に用いられ，強固なフレームワーク上に歯冠部と歯肉部の両者を兼ね備えた形態を有する．歯冠部は義歯用人工歯あるいは歯冠用装材料（陶材あるいは歯冠補綴用コンポジット）により製作され，歯肉部は床用レジンか歯肉色の歯冠用装材料（陶材あるいは歯冠補綴用コンポジット）を用いる．フレームワークは金合金による鋳造・ろう着で製作されてきたが，最近ではCAD／CAMが有効に活用され，アバットメントと一体化したチタンあるいはジルコニア製のフレームワークの応用も可能である（図 4-5）．

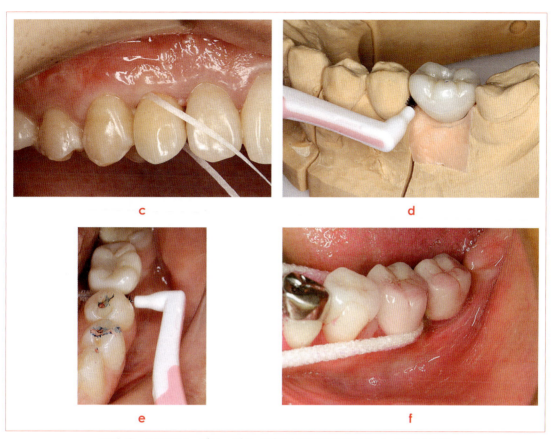

図 4-4 クラウン・ブリッジタイプの上部構造におけるメインテナンス

a：インプラント周囲組織の診査にはプラスチック製プローブを使用する．天然歯と異なりポケット深さもさることながら出血（BOP）の有無を念入りにチェックする．

b，c：インプラント体の直径は 4mm 程度で，上部構造の幅径に比較して小さい．糸状フロスあるいはテープ状フロスを使い分けて，歯肉縁下深部のプラークをこそぎ取る．

d，e：上部構造製作時に予め使用する歯間ブラシのサイズを技工所に指示する．これにより清掃効率がよく食塊圧入のない鼓形空隙を補綴装置に与える．

f：インプラント用スーパーフロスを使用して，患者のホームケアで清掃しきれない部位のクリーニングを来院時に行う．

第4章 インプラント治療後のメンテナンス

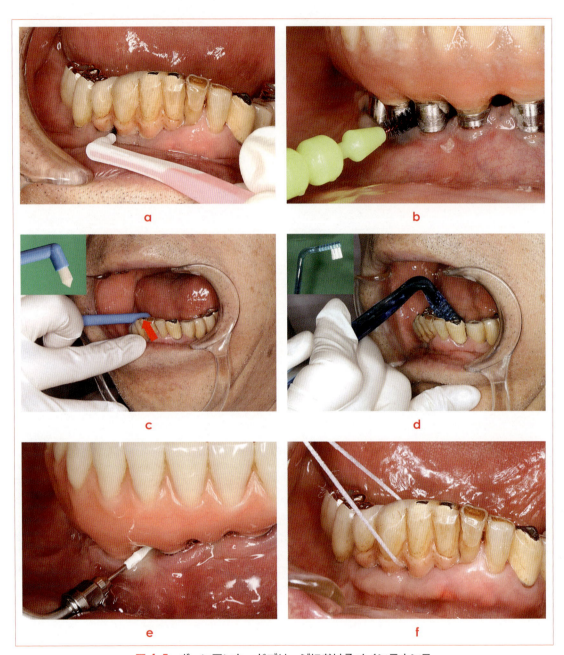

図4-5 ボーンアンカードブリッジにおけるメインテナンス

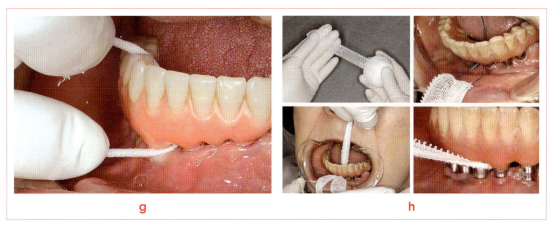

図4-5 ボーンアンカードブリッジにおけるメインテナンス

a, b：ボーンアンカードブリッジは歯肉パーツ下部の清掃が重要であるが，ホームケアのみでは不十分になりやすい．下部鼓形空隙のサイズに合わせた歯間ブラシを選択する．

c, d：舌側部は最もプラーク（歯石）が沈着しやすい．同部位はストレートの柄をもったブラシ類では磨きづらいために，一般にタフトブラシが推奨される．しかし，前歯にぶつかるためにハンドリングがむずかしく，また毛先が歯肉辺縁に到達しない．市販の歯ブラシの柄を火炎で炙り，手指で曲げて適切な角度を付与してカスタムメイドの歯ブラシ（タフトブラシにする場合は毛束をプライヤーで取り除き必要数のみ残す）を製作する．試行錯誤で柄の角度修正を行い，患者ごとに清掃効率のよいブラシに改造する．

e：PEEK fiber チップを用いて比較的大きな空隙部分のプラークを除去する．

f, g：スーパーフロス等をポンティック下に通して，こびりついたプラークをそぎ取る．状況に合わせてフィラメント部のサイズを変化させて使用する．

h：ガーゼストリップスを使用する場合は「フロス通し」を利用すると効率がよい．スーパーフロスのフィラメント部と同様に，汚れの状況に合わせて使い分ける．

3）可撤性上部構造（Implant Over Denture：IOD）

　IOD は維持および支持の観点からは『インプラント維持・支持型』と『インプラント維持・粘膜支持型』に区分できる．IOD のメインテナンスでは，①義歯，②アタッチメント（インプラント）と個々に行う必要がある．義歯は清掃のみならず咬合の管理を定期的に行い，咬合力がインプラント体あるいは粘膜に適切に伝達されるように咬合調整を確実に行わなくてはならない．また，アタッチメントはそれぞれの特徴を理解し，維持力の調整も含めて注意深いメインテナンスが求められる（**図4-6**）．

3 力のコントロールを管理するために必要な咬合調整の基礎

　咬合の管理すなわち『力のコントロール』は，補綴装置のみならず歯列全体の調和と保全のために不可欠である．特にインプラント補綴装置の長期的予後に影響を与える咬合関連要素は，①治療に使用する下顎位の決定，②適切な咬合・ガイドの付与，③下顎運動と調和した歯冠形態，④咬合を安定化させるための咬合調整などである．これらは単独で存在するのではなく，すべてが深い関連性・必然性をもつ．

1）咬合調整の原則

　咬合調整は上下歯（補綴装置）の早期接触や咬頭干渉を選択的に削合し，咬合接触を均等化して調和のとれた咬合関係の確保を目的とする．
　咬合の保全・安定化（＝力のコントロール）が求められる事象としては，①咬合性外傷，②歯周病における咬合管理，③広範囲な補綴治療の前処置，④矯正治療後等である．
　インプラントのメインテナンスにおける咬合調整は補綴装置装着時に行う咬合調整が基本となる（**表4-4**）．これは補綴装置による新たな咬頭嵌合の発（再）現と，偏心位運動時の咬頭干渉の除去を意味する．

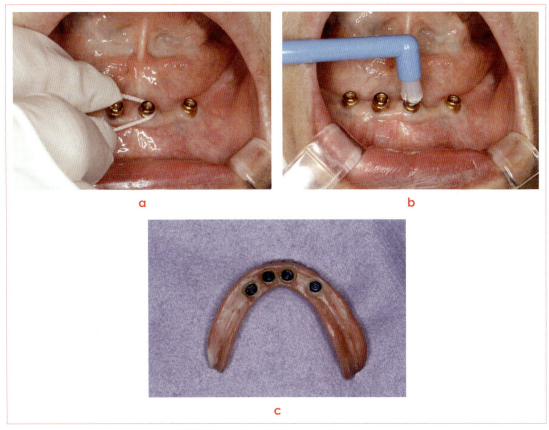

図 4-6 IOD におけるメインテナンス

ロケーターを用いた症例を例に解説する.

a, b：アバットメントの周囲はフロスやタフトブラシ等で丁寧に清掃する．その目的は，1）アバットメント周囲の軟組織のプラークコントロール，2）アタッチメントに付着したプラークや食物残渣による維持力低下予防である．

c：アタッチメントの種類に関わらず，義歯内面の洗浄は十分行う．IOD において維持力低下は頻発する合併症であるため，常にアタッチメントの交換パーツの摩耗や損傷を確認し，適切な時期に交換を行う．

表 4-4 咬合調整の原則

1. 咬合圧を長軸方向へ誘導
2. 咬合接触は点接触にする
3. 咬頭をシャープにする
4. 咬合面に機能的な小窩・裂溝を形成
5. 頰舌径を可及的に小さくする
6. 中心支持咬頭を削合調整する際には垂直顎間距離を減少させない

第4章 インプラント治療後のメンテナンス

PFMのチッピングにおけるリスク因子

リスクファクター
1. ブラキサー，クレンチング，悪習癖
2. インプラント同士の上下対合関係
3. バイトプレーン・保護床の未装着

(Retrospective analysis of porcelain failures of metal ceramic crowns and fixed partial dentures supported by 729 implants in 152 patients: patient-specific and implant-specific predictors of ceramic failure. Kinsel RP, Lin D. 101：388-94, 2009)

a

PFMのチッピングリスク因子とオッズ比

患者がブラキサーの場合（非ブラキサーに比較して）	
チッピングリスク	7倍
修理あるいは再製作が必要な破折のリスク	5倍
インプラント同士の上下対合関係 （対合歯が天然歯と比較して）	
チッピング	7倍
修理あるいは再製作が必要な破折	13倍
バイトプレーンの未装着（ブラキシズムの有無）	
ブラキサー	7倍
非ブラキサー	2倍

b

図4-7 前装陶材のチッピングに関するリスク因子
a，b：システマティックレビューによるチッピングのリスク因子とそのオッズ比．

表4-5 偏心運動時の咬頭干渉

1. 作業側での咬合調整⇒同名咬頭同士が接触する
2. 非作業（平衡）側での咬合調整⇒異名咬頭同士が接触する

2）インプラントメインテナンス時の咬合調整

（1）咬頭嵌合位における咬合調整

　咬頭嵌合時の咬合接触状態，左右側のバランス，早期接触の有無等を確認する．インプラントでは咬合感覚機構および緩衝機構としての歯根膜機能が欠落しているために咬合力のコントロールがむずかしい．代表的な補綴学的合併症である前装陶材のチッピングも歯根膜の有無により発生頻度が異なる（図4-7）．

（2）偏心運動時の咬合干渉の調整

　偏心運動では，①作業側，②非作業（平衡）側，③前方運動の3要素について咬頭干渉の有無を確認する（表4-5，図4-8, 4-9）．偏心運動時に発現する咬頭干渉のすべてに偽害性があるわけではないため，状況に合わせて咬合干渉の強さや接触部位（量）をコントロールする．注意すべき事項としては，①アンテリアガイダンスの量と関与部位，②作業側におけるグループファンクションに関与する部位，②非作業（平衡）側での咬頭干渉である．

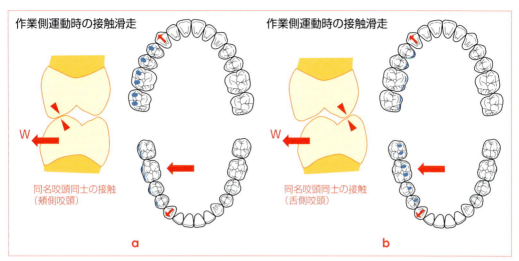

図 4-8 偏心運動時（作業側）における咬頭干渉と咬合調整

a：A コンタクト様咬頭干渉（上下の頰側咬頭）．
この場合は上顎頰側咬頭内斜面が主咬合調整削合部位となる．

b：C コンタクト様咬頭干渉（上下の舌側咬頭）．
この場合は下顎舌側咬頭内斜面が主咬合調整削合部位となる．

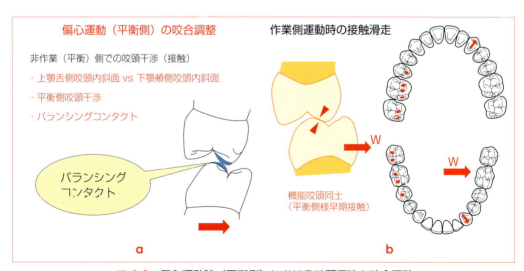

図 4-9：偏心運動時（平衡側）における咬頭干渉と咬合調整

a：非作業（平衡）側運動時には下顎歯が舌側方向へ移動するために，咬頭干渉は上下歯の異名咬頭内斜面（上下の機能咬頭内斜面）で接触滑走が起きる．

b：B コンタクト様咬頭干渉（上顎舌側咬頭内斜面と下顎の頰側咬頭内斜面）．
この場合は干渉部位（機能咬頭同士の内斜面）を上下均等に削合してバランシング・コンタクトを除去する．

4 トラブルへの対応

　機能開始後のインプラント上部構造は機能・形態的および患者の主観（快適さ，審美性，口腔内の感覚等）的評価が複雑に関連する．また，問題事象のなかには前装部のわずかなチッピング，初期インプラント粘膜炎・周囲炎のように患者の自覚症状がないものも少なくない．これらは定期検査において発見されることが少なくない．本稿ではインプラント機能開始後のメインテナンスと関連する①材料・補綴学的および②生物学的合併症について解説を加える．

1）材料・補綴学的合併症

　上部構造に関する補綴学的な合併症の大部分は，①各コンポーネントの適合精度と咬合関係（咬合接触，咬合力，負担過重など），②材料学的な問題，③補綴装置の設計，④インプラントの埋入部位や方向，本数等に起因する．

(1) クラウン脱離

　外冠の脱離に対する影響因子としては，①セメントの種類，②上部構造の適合精度，③内冠の高さ，テーパー，表面粗さ，④咬合などがある．また，セメント固定方法（仮着か合着）により脱離しやすさは異なる．単独インプラント修復，対合関係が緊密，内冠軸面高が不十分等によりクラウンの維持力が懸念される場合には，セメント自体の強度に期待して合着を選択する傾向がある（図4-10）．

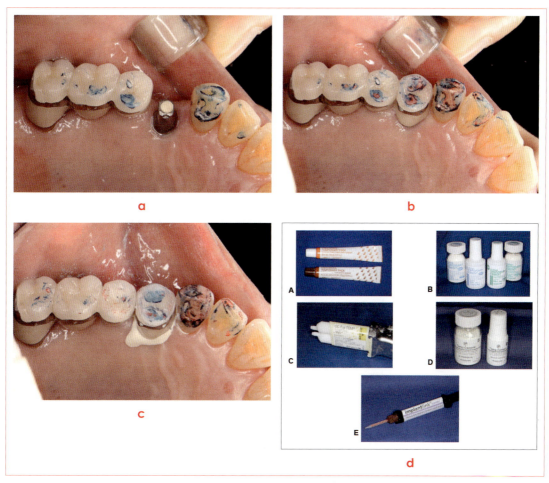

図 4-10 クラウン脱離と咬合調整

セメント固定式におけるクラウン脱離は咬合干渉（不十分な咬合調整）に起因することが多い．

a, b, c：上顎左側第一小臼歯の単独欠損症例におけるクラウン脱離例．アバットメント高径不足に加え，不適切な偏心位咬合滑走（作業側と平衡側）が確認された．前項で解説した咬合調整を適切に行い，咬頭干渉部を削合して再仮着を行った後に脱離は起きていない．

d：現在日本使用される仮着用セメント類
 A：フリージノール テンポラリーパック（GC）
 B：ハイボンドテンポラリーセメント（ソフト・ハード）（松風）
 C：フジ TEMP（GC）
 D：IP セメント（松風）
 E：インプラントリンク セミ（茂久田）

（2）スクリューの緩み
　リテイニングスクリューやアバットメントスクリューの緩みを誘発する要因として①上部構造の適合性，②セメントの溶解，③咬合状態等が考えられる．特に咬合に対する配慮は重要で，咬合状態や負担過重などの生体力学的な要因が大きく影響する（図4-11）．

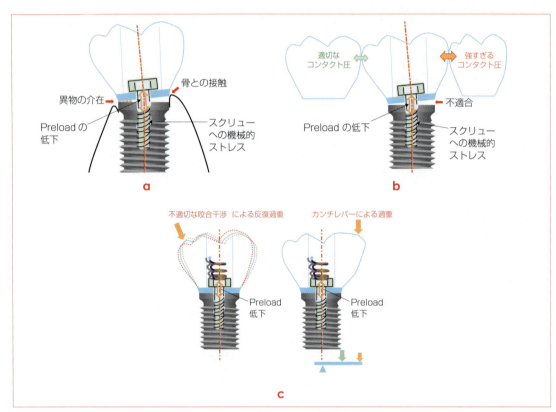

図4-11　スクリューの緩みを誘発する因子

メインテナンス時には下記の因子に関して十分な注意を行うことでスクリューの緩みを予防することができる．
a：アバットメント接合の異物介在
　上部構造（アバットメント）装着時に，インプラント体トップ部周囲にデブリス，軟組織，骨片などが介在することにより不適合が生じる．この際の生じるマイクロギャップ・位置のずれは，アバットメントスクリュー締結時に異常な曲げ応力を生じる．これによってスクリューの軸力が低下して緩みの原因となる．
b：不適切なコントタクト圧
　ネジ固定式ではセメント固定式に比較して隣接面コンタクトの調整がむずかしい．コンタクト圧が不適切で適合性が不十分なままスクリューにより上部構造（アバットメント）を締結すると，アバットメントスクリュー締結時に異常な曲げ応力を生じる．適切なコンタクト圧を得るためにはより繊細なコンタクト圧調整を繰り返す必要がある．
c：スクリューの緩みを誘発する外力
　左；咬頭干渉，咬合接触の過高はインプラント上部構造に振動や衝撃を与えスクリューの緩みを惹起する．
　右；上部構造形態とインプラント径の不調和から生じるカンチレバーはテコ作用として働く．これに外力からの振動が加わるとさらにスクリューは緩みやすくなる．

(3) 前装材料の破損

　発生率が高い補綴学的合併症は前装材料のチッピング・破折である．上部構造に使用する前装材料は陶材もしくは前装用コンポジットで，天然歯支台の場合と比較してインプラントでの破折頻度が高い．これはインプラントが歯根膜を有さず，衝撃に対する緩衝作用がないためと説明されている．また，①補綴装置の設計（フレームワークの形態不良），②カンチレバーの状態等も影響が大きい．これらを受けて①メタルオクルーザルの多用化，②フレームワークの形態の工夫，③メタルバッキングの応用等が対応策として取られている．最近ではジルコニアの物性および審美性の向上に伴い，咬合面部までをジルコニアで製作するフルカントゥアージルコニア冠（モノリシック）の応用頻度が高まっている（図4-12）．

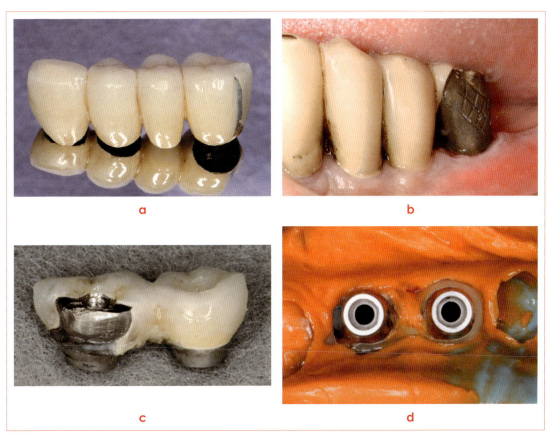

図4-12　前装部の破折・チッピング（p.134につづく）

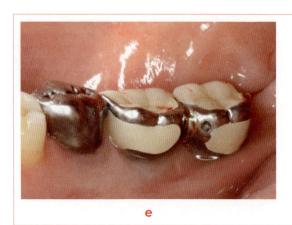 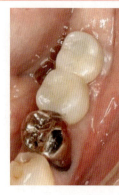 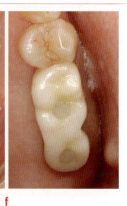

図4-12　前装部の破折・チッピング

インプラント上部構造の前装部（陶材，コンポジットレジン）は，機能開始後に破折・破損する現象の発生頻度が高い．

a，b：補綴装置の前装材料として1）ベニア陶材（**a**），2）前装用コンポジット（**b**）の2種類が使用されている．チッピングとしての現象は両者とも類似しているが，前装材料の剥離を伴う広範囲の破折・破損では発生機序が異なる場合もある．

c，d：スクリュー固定式連続間の前装用コンポジットの破折例．この場合の修理方法は上部構造を取り込み印象（オープントレー法の原理）し，作業模型を製作した後に前装部の修理（全築盛）を行う．

e：チッピングを予防するために技工操作として，1）チッピング好発部位を金属でカバー（メタルバッキング），2）メタルオクルーザルの応用等の工夫がなされている．本例は舌側部のメタルバッキング．

f：フルカントゥアージルコニア（フルジルコニア）の上部構造は，前装陶材を使用しないためチッピングリスクが低い．色調の自由度が改良され審美的にもある程度許容されるため，チッピングフリーの上部構造としての可能性を秘める．

（4）インプラント体の破損・破折

　インプラント体の破折は最も好ましくない補綴学的合併症の一つである．

　不適切なインプラント埋入位置やサイズ（径）と咬合過重が引き金になる．この事象に関するキーワードは「カンチレバー」であり，補綴装置に作用する咬合圧や側方圧による応力集中が破折を引き起こす．破折したインプラント体は原則摘出しなくてはならず，その方法によっては大幅に骨を失うこともある．摘出後にインプラントを再埋入する場合は破折原因を分析し，再埋入位置やサイズ，GBR等を含めた骨質・量の改善等も考慮する（**図4-13**）．

（5）可撤性補綴装置に関連する合併症

　IODに関する補綴学的合併症は，①義歯床や人工歯に関連，②アタッチメント関連（維持力低下・破折・破損など）に大別できる．IODにはインプラントの埋入配置も含めた総合的な設計，力の分散を考慮したアタッチメントの選択と配置，咬合力の分散化，リライニング等による経時的変化への対応など，終始注意深い管理が求められる（**表4-6**，**図4-14**）．

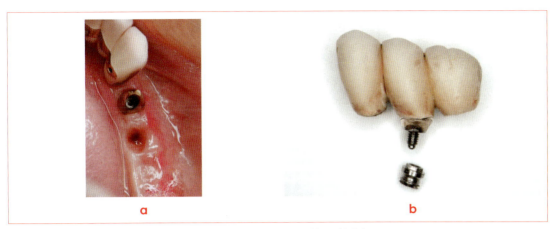

図 4-13 インプラント体の破折例

a, b：インプラント体の破折はアバットメントスクリューの先端付近で発生することが多い．本症例は遠心部に延長ポンティックが存在し，力のコントロールの調整不足が長期的な金属疲労を惹起したと考察できる．

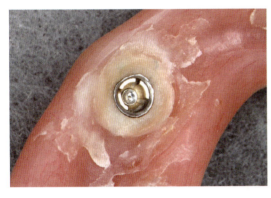

図 4-14 IOD 内部に組み込んだアタッチメントの破損

ボールアンドソケット型アタッチメントのソケット部の破損例．IOD のメインテナンスではアタッチメントの摩耗や破損などを注意深く観察し，適切な時期にパーツの交換を行うことが重要である．

表 4-6 IOD に使用するアタッチメントの種類

種類	インプラントの状態	特徴	適応する顎堤条件
バーアタッチメント（バー＆クリップ）	連結	維持力が大きい 維持力の持続性が高い 回転を許容する	顎堤吸収の大きな症例 アンダーカットがない
スタッドアタッチメント（ボール＆ソケット）	独立	維持力が大きい 維持力の持続性が高い	吸収の少ない良好な顎堤
アンカーアタッチメント（ERA, ロケーター）	連結または独立		
磁性アタッチメント	連結または独立	維持力が小さい 維持力の持続性が高い 側方圧に弱い	特になし

2）生物学的合併症

　上部構造装着後の生物学的合併症は，不可逆的な組織変化を惹起する可能性が高い．生物学的合併症は炎症に起因し，補綴学的合併症とは無関係に発現する場合も少なくない．また，骨吸収を伴う進行したインプラント周囲炎では，力のコントロール（咬合，負担過重等）不足が加わると相乗的に悪化する．インプラント周囲炎は個々のインプラント単位で約10〜43％，患者単位で約19〜56％と報告され，インプラント粘膜炎の発生頻度はこれよりも高い[2〜4]．その一方，確実な治療・対処法が確立しておらずインプラント治療における大きな問題である．

（1）治療方法

　インプラント周囲炎に対する治療指針としてはCIST（Cumulative Interceptive Supportive Therapy：累積的防御療法）[5]と，それを基にしたST（Supported Therapy：支持療法）プログラムが紹介されている[6]．これらはポケットデプス（PD），プロービング時の出血（BOP），X線学的骨吸収量などを病態および治療の指標としている（図4-15）．

　インプラント周囲炎の治療はその病態や進行状況により異なり，単独あるいは複合的な治療方法が採用される．治療方法は，①非外科的療法，②外科的療法に大別される．非外科的療法は，①機械的・物理的な清掃，②抗菌療法である．外科的療法はインプラント体を外科的に露出させ，表面のバイオフィルムのデブライドメント（除染）を目的とする．デブライドメントの種類としては，①機械的・物理的な清掃，②エアーアブレージョン，③歯科用レーザーの応用がある．

（2）非外科的療法

①機械的・物理的な清掃

　インプラント周囲炎対象部位および残存歯周病歯への機械的・物理的清掃によりプラークや歯石を徹底的に除去する．これは各種PTCに準じ（p.120〜127参照）炎症が深部へ進行するのを阻止する．

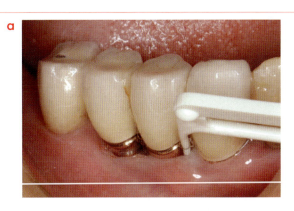

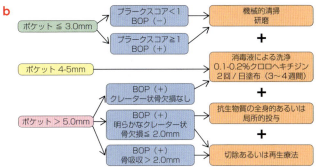

ポケット深さ (mm)	プラーク指数	BOP	X線学的骨吸収 (mm)	インプラントの動揺	CIST 分類	細菌検査*
≦3	−	−	−	−	治療不要	※
	+	+	−	−	A	
4〜5	+	+	−	−	A＋B	※
≧6	+	+	≦2	−	A＋B＋C	※※
	+	+	≧3	−	A＋B＋C＋D	※※
	+	+	≧3	＋**	E	

A：機械的なプラーク除去＋研磨
B：殺菌剤による洗浄
C：局所的・全身的抗菌療法
D：外科処置（切除・再生）
E：インプラント除去

＊：歯周病ハイリスク患者に適応
＊＊：疼痛，不快症状を伴う
（※：歯周病最近のモニタリングと ST 間隔の決定．
※※：抗菌療法を行う場合）

（日本歯周病学会編：歯周病患者におけるインプラント治療の指針 2008．p.36，医歯薬出版，2009）

図 4-15 インプラント周囲炎とその治療

a：インプラント周囲軟組織の診査にはプラスチックプローブを用いる．ポケット深さもさることながらプローブ時の出血の有無の確認が重要である．

b：CIST（Cumulative Interceptive Supportive Therapy：累積的防御療法）のフローチャート（文献 5 より引用改変）．

c：日本歯周病学会の「歯周病患者におけるインプラント治療の指針 2008」における ST（支持療法）プログラム（文献 6）．

②抗菌療法

罹患部位の歯肉縁下（インプラントサルカス）からの細菌検査を実施し，対象細菌に対する有効スペクトラムをもつ抗菌剤を選択する．経口抗菌剤としては，①合成ペニシリン系，②テトラサイクリン系，ニューキノロン系等の歯周病治療で用いられる薬剤が多用される．また最近ではマクロライド系のアジスロマイシンの使用効果も評価されている．ポケット内部への抗菌剤局所投与では，塩酸ミノサイクリンペースト（ペリオクリン，ペリオフィール）の注入を週1回，4週間行う（図4-16）．

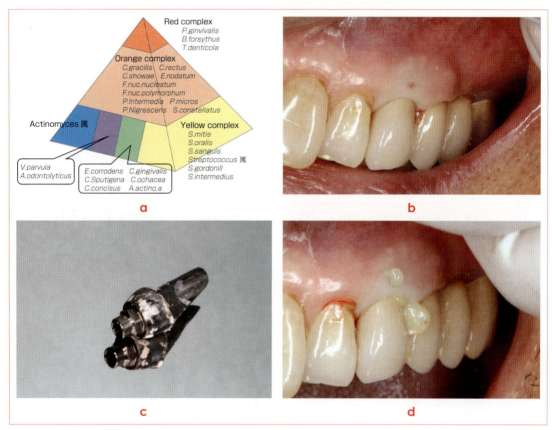

図4-16 抗菌療法

a：原因菌は歯周病原細菌とほぼ同様で，Prophyromonas gingivalis, Tenerella forsythia, Prevotella intermedia, Fusobacterium spp, Treponema denticola 等であり（文献7），歯周病罹患歯から容易に伝播するといわれている．インプラント周囲炎の細菌叢はいわゆる Rrd complex に属する細菌類を中心に，その他 Oreange complex に属する細菌が多く検出される（文献7から引用改変）．

b，c，d：インプラント周囲に発生したフィステル．アバットメントを観察すると深部に残留セメントを認めた．インプラント周囲炎の原因として残留セメントが深く関与することが報告されている．セメント固定後の余剰セメントの除去を完璧に行うことは不可能である．本例ではアバットメント清掃後に注意深く余剰セメントを除去し，ペリオクリンを塗布した．

(3) 外科的療法

　本項ではインプラント周囲にフラップを形成・翻転し，汚染インプラント体表面を露出させてからの処理方法をまとめる．

　①機械的・物理的デブライドメント
　インプラント体は複雑な形状を呈し，インプラント体表面性状も考慮しなくてはならない．ハンドスケーラー（カーボン，プラスチック，チタン製）の使用は一般的であるが，除去効果，器具の到達性，インプラント体表面の損傷等の問題が指摘される（**図4-17**）．

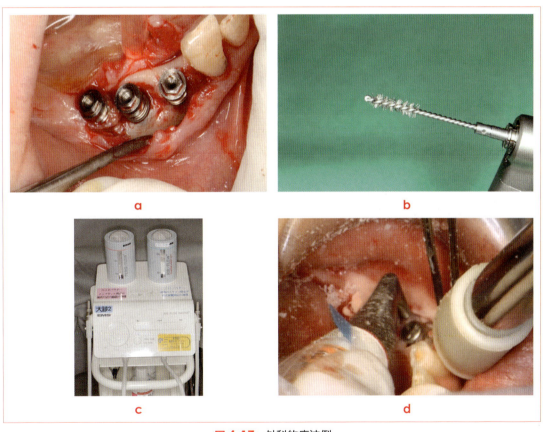

図4-17　外科的療法例

a：インプラント周囲炎により水平的な骨吸収が顕著な症例．全層弁を剥離して不良肉芽を除去した状態．
b：デブライドメント専用チタン製ブラシ
　外科的にインプラント体を露出させ，チタン製の金属ブラシで表面を回転清掃することで効率よく除染が可能となる．
c, d：エアーアブレージョンによるデブライドメント
　グリシンパウダー（**c**）：手指による十分な廓清後に徹底的にエアーアブレージョンによるデブライドメントを実施する．本法ではノズルの角度・到達性が効率的な清掃を左右する．

②ダイヤモンドバーによる汚染部位の切削
　汚染されたインプラント表面をダイヤモンドポイントで滑沢化する．しかし，切削チタン片の骨面・軟組織への残留や迷入，チタン表面の削除量が不確実，インプラントトップ部への機械的損傷などが指摘されるため最後手段としての側面は否めない．

③超音波スケーラー
　ステンレススチール製のスケーラーチップはアバットメントやインプラント体表面を傷つけるために使用は禁忌である．それに代わり Carbon fiber 製チップや PEEK（ポリエーテルエーテルケトン）fiber チップが使用される．しかし，Carbon fiber 製チップはインプラント体表面に多量の炭素繊維の付着が認められるため，除染効果が高く，残留元素も少ない PEEK fiber チップの使用が推奨される．

④チタン製ブラシ
　コントラアングルにチタン製の金属ブラシをつけ，インプラント体表面の機械的除染を行う．インプラント体の種類にかかわらず器具の到達性に優れ，効率のよい除染が可能である．

⑤エアーアブレージョン
　エアーアブレージョンによる除染は有効な方法として使用頻度は高まっている．適応症はパウダーが汚染表面に確実に当たり，いわゆる死角のない骨欠損形態が望ましい．深い骨縁下ポケットを有し，かつ骨幅が不十分な場合には有効とは言い難く，死角を取り除くために周囲骨を削除すると垂直的な骨レベルがさらに下がる危険性がある．また，気腫の発生や周囲軟組織への損傷など基本術式には十分な注意が必要である．現在インプラント周囲炎に対して臨床応用されるパウダーには以下の2種類がある．
　a）グリシンパウダー
　グリシンは生体親和性が高く安全である．粒径は最大150μmで従来の歯面清掃用の重炭酸ナトリウムパウダーに比較して清掃力は弱いが，清掃面の滑沢性は高い（エアフローパウダーペリオ：松風）．
　b）β-TCP
　β-TCPは生体親和性が高い，生体内吸収性，適度な硬度等の特性により，エアーアブレージョンパウダーとしての有効性が期待される．近年，厚労省認可を受けて幅広い臨床応用が可能となった（βパウダー：ブレーンベース）．

表 4-7 インプラント周囲炎治療に用いる歯科用レーザーの特徴

Er：YAG レーザー	CO_2 レーザー
・水分に高い吸収性を示す ・歯や骨などの硬組織および軟組織双方への蒸散能力に優れる ・熱侵襲範囲が狭い ・インプラント体表面と骨欠損部を同時にデブライドメントができる ・石灰物の除去能力がある	・遠赤外線領域，波長が長い ・水分に吸収されて熱侵襲範囲は 0.05〜0.5mm ・蒸散能力に優れ出血のコントロールが容易 ・不良肉芽の除去に有効 ・石灰物の除去能力はない ・骨再生を促進する可能性が期待される

⑥歯科用レーザー

歯科用レーザー応用のデブライドメントには主に，① Er：YAG レーザー，② CO_2 レーザーが使用される（表 4-7）．レーザーによる除染ではレーザーの到達性，有効蒸散領域のコントロール，安全性の確保等の観点からフラップ手術の併用が望ましい．使用時にチタン表面に損傷を与えないために出力をコントロールして，注意深く処置を行うことが求められる．

5 おわりに

日本は超高齢社会に突入し，また 35 歳以上の 2.3％がインプラント治療を受けているという現状を鑑みると，インプラントのメインテナンスの重要性を再認識せざるを得ない．機能回復後のメインテナンスは合目的かつ戦略的に行うべきで，歯科医院と患者の双方が目的を共有することが重要で，その目的は以下の 2 つに集約できる；1）インプラント周囲炎の予防あるいは処置，2）補綴装置の保全．これらを達成するために『炎症のコントロール』と『力のコントロール』を徹底することは稿頭に述べた．本稿を通して一元的なメインテナンスから，予防戦略を兼ね備えた有機的メインテナンスへの転換に役立てば幸いである．

（萩原芳幸）

文　献

1) Palacci P, Ericsson I, Engstrand P, Rongert B 著，石川　烈，安達　康 監訳：審美修復のためのインプラント植立とティッシュマネージメント．クインテッセンス出版，東京，1996.
2) Zitzmann NU, Berglundh T：Definition and prevalence of peri-implant diseases. J Clin Periodontol, 35：286-291, 2008.
3) Mombelli A, Müller N, Cionca N：The epidemiology of peri-implantitis. Clin Oral Implants Res,

23（Suppl 6）：67-76, 2012.
4）Atieh MA, Alsabeeha NH, Faggion CM Jr, Duncan WJ：The frequency of peri-implant diseases：a systematic review and meta-analysis. J Periodontol, 84：1586-1598, 2013.
5）Lang NP, Berglundh T, Heitz-Mayfield LJ, Pjetursson BE, Salvi GE, Sanz M：Consensus statements and recommended clinical procedures regarding implant survival and complications. Int J Oral Maxillofac Implants, 19：150-154, 2004.
6）特定非営利活動法人 日本歯周病学会編：歯周病患者におけるインプラント治療の指針2008．医歯薬出版，東京，2009.
7）Socransky SS, Haffajee AD：Dental biofilms：difficult therapeutic targets. Periodontol 2000, 28：12-55, 2002.

索　引

〈あ〉

アタッチメントの修理　66
圧接　60
安静時唾液検査　74
アンチモンソンカーブ　100

〈い〉

維持力　56
囲繞性　56
医療面接　72
インプラント周囲炎　136
インプラント上部構造　117
インプラント体の破損・破折　134

〈う〉

う蝕のリスク　8

〈え〉

炎症のコントロール　117

〈お〉

オクルーザルインジケーターワックス®　88
オムニバイト®　90

〈か〉

加圧加熱処理　60
下顎の誘導法　85
顎堤吸収　42, 71
可撤性上部構造　126
カプセル　52
カリエスリスク　8
患者指導　46

〈き〉

義歯床縁　48, 55

義歯性口内炎　72
義歯性腺維症　72
義歯の清掃　44, 46
義歯の適合　54
既製のアタッチメント　66
金属歯　54

〈く〉

クラウン脱離　130
クラウン・ブリッジタイプ　122
クラスプ修理　64
クラスプの破折　62
グループファンクション　12

〈け〉

外科的療法　139
研磨時の発熱　62

〈こ〉

口腔乾燥症　74
口腔内軟組織　40
咬合干渉　128
咬合調整　44, 126
咬合面再形成　100
硬質レジン歯　44
咬頭干渉　128
咬耗　44
固定性上部構造　122
根面板　50

〈さ〉

暫間固定　24

〈し〉

歯冠空隙　64
歯間ブラシ　14

歯冠用硬質レジン　20
歯周処置　50
磁性アタッチメント　50, 66
支台歯の負担　46
支台歯の動揺　50
歯肉退縮　18
充填処置　52
瞬間接着剤　58
常温重合レジン　55
褥瘡性潰瘍　72
シランカップリング剤　20
人工歯　44
人工歯の脱離　110
人工歯の咬耗　46
審美性　64

〈す〉

スーパーフロス　14
スーパーボンド　28
スクリューの緩み　132
スケーリング　40
スピルウェイ　54

〈せ〉

生物学的合併症　136
生理的機能圧　117
接着ブリッジ　36
セメント除去用探針　42
前装材料の破損　133

〈そ〉

象牙質知覚過敏鈍麻剤　10
増歯修理　68

〈ち〉

チェック項目　69
力のコントロール　117, 126
チッピング　128

〈て〉

ティッシュコンディショナー　94, 98
適合検査　78
デンタルフロス　14
デンチャースペース　78
デンチャープラーク　76

〈と〉

動揺歯　48

〈に〉

二次カリエス　50

〈ね〉

粘膜適合診査材　42, 54

〈は〉

把持力　56
破折　104
破折修理　58, 60
破折線　58
パターンレジン　66
抜歯　52
歯ブラシ　40, 46
バランス　69

〈ひ〉

非外科的療法　136
非生理的機能圧（クレンチング・ブラキシズム等）　117

〈ふ〉

フッ化物　8
部分床義歯の咬合　54
プラーク　46
プラークコントロール　120
ブラッシング　40, 46
フラビーガム　72

〈ほ〉

ボーンアンカードブリッジ　122
補強線　108
補修　62
ポリエチレンシート　60
ホワイトシリコーン　78
ポンティック基底面　52

〈め〉

メタルプライマー　24

〈も〉

模型材　64

〈り〉

リスク因子　128
リスクファクター　119
リペア　28
リベース　96
リライニングジグ　98
リライン　54, 96
隣接面クラスプ　64

〈る〉

累積的防御療法　136

〈れ〉

連結固定　50

〈B〉

BOP（Bleeding on Proving）　6

〈C〉

CIST（Cumulative Interceptive Supportive Therapy）　136

〈I〉

IOD（Implant Over Denture）　126

〈P〉

PCR（Plaque Control Record）　40
PIP®（Pressure Indicating Paste）　80
PMTC（Professional Mechanical Tooth Cleaning）　43
PPD（Probing Pocket Depth）　6
PTC（Professional Tooth Cleaning）　120

編　著

　石上　友彦（日本大学歯学部歯科補綴学第Ⅱ講座教授）

　加藤　　均（東京医科歯科大学臨床教授，東京証券業健康保険組合診療所）

　吉田　惠一（東京医科歯科大学大学院摂食機能保存学分野准教授）

著

　鈴木　哲也（東京医科歯科大学大学院口腔機能再建工学分野教授）

　髙橋　英登（日本歯科大学生命歯学部客員教授，井荻歯科医院）

　萩原　芳幸（日本大学歯学部歯科補綴学第Ⅲ講座准教授）

補綴後のメインテナンス—患者さんと歯科医師のために—

2016年4月20日　第1版・第1刷発行

編　著　石上友彦／加藤　均／吉田惠一

発　行　一般財団法人 口腔保健協会

〒170-0003　東京都豊島区駒込1-43-9
振替 00130-6-9297　電話（03）3947-8301
FAX（03）3947-8073

乱丁・落丁の際はお取り替えいたします．　　印刷・製本／木元省美堂

Ⓒ Ishigami Tomohiko, et al. 2016. Printed in Japan
ISBN978-4-89605-321-0　C3047

本書の内容を無断で複写・複製すると、著作権・出版権の侵害となることがありますので御注意下さい。

JCOPY ＜(社)出版者著作権管理機構 委託出版物＞

本書の無断複写は著作権法上での例外を除き禁じられています。複写される場合は、そのつど事前に、(社)出版者著作権管理機構（電話 03-3513-6969, FAX 03-3513-6979, e-mail：info@jcopy.or.jp）の許諾を得て下さい。